Helga Lederer

Abnehmen nach den Blutgruppen

midena

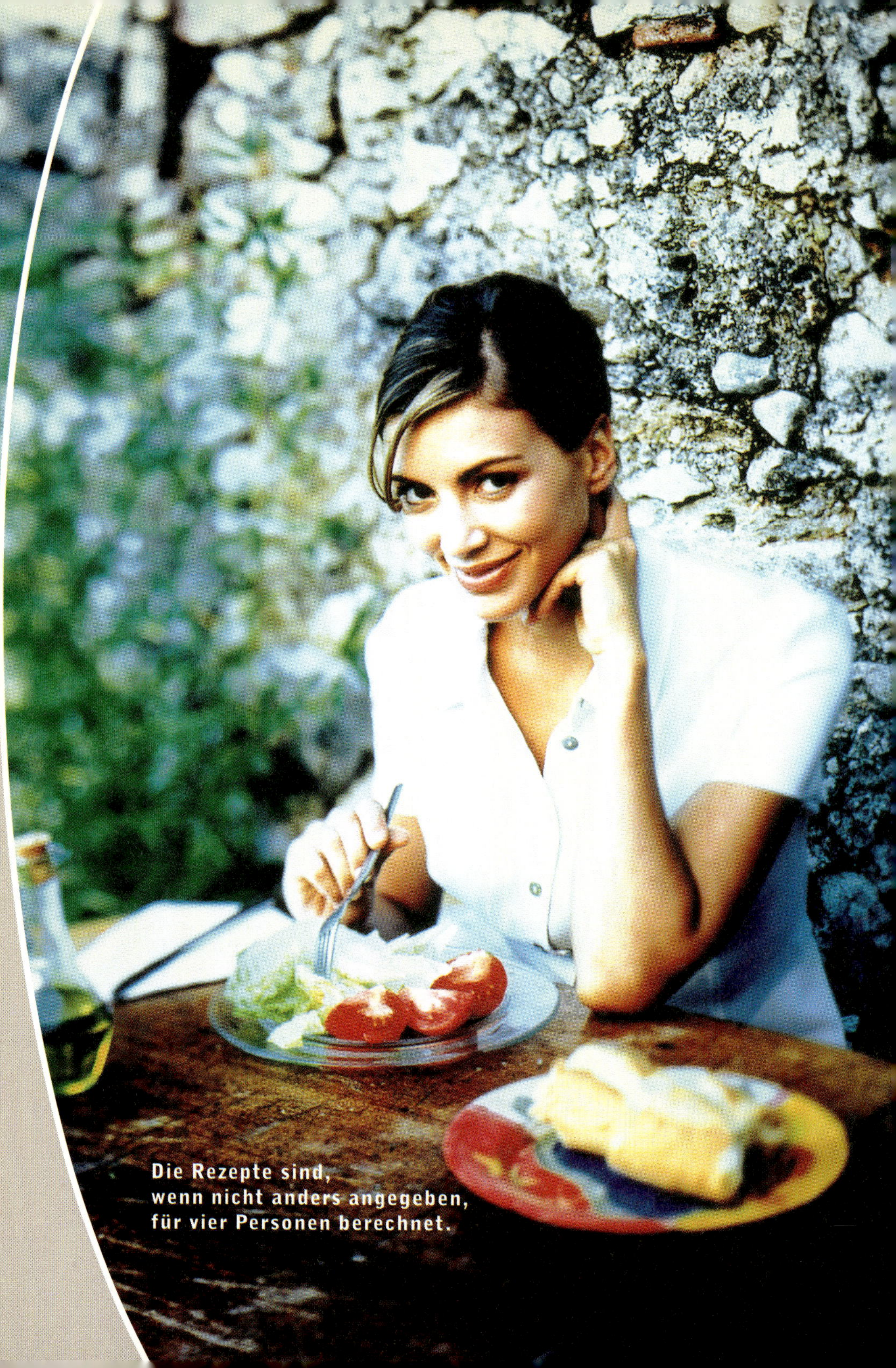

Die Rezepte sind,
wenn nicht anders angegeben,
für vier Personen berechnet.

Inhalt

Blutgruppe und Ernährung

»Abnehmen nach den Blutgruppen« lautet der Titel dieses Buches und Sie werden sich fragen: »Was soll denn meine Blutgruppe mit meinem Gewichtsproblem zu tun haben?« Zunächst erscheint es tatsächlich etwas schwierig, an einen Zusammenhang zwischen Ernährung und Bluttyp zu glauben. Die meisten Menschen sind ja überzeugt davon, dass sie zu dick seien, weil sie zu viel Fett, Kohlenhydrate oder Alkohol zu sich nähmen. Mit der Blutgruppe hat das zunächst gar nichts zu tun. Das ist auf den ersten Blick zwar einerseits richtig, aber andererseits auch wieder nicht. Natürlich nimmt man bei übermäßigem Konsum von Fett zu. Doch kennt jeder von uns das Phänomen, dass man selbst mit seinem Gewicht zu kämpfen hat, während beispielsweise der Partner bei der gleichen Kost sein Gewicht mühelos hält. Ein weit verbreiteter Trost von guten Freunden lautet in solchen Fällen: »Daran sind die Gene schuld.« Und genau diese etwas laienhafte Umschreibung trifft den Kern der Blutgruppentheorie – des Zusammenhangs zwischen Blutgruppe und Ernährung.

Jedem von uns ist eine der vier menschlichen Blutgruppen 0, A, B und AB mitgegeben. Sie ist genetisch festgelegt und wurde uns von den Eltern vererbt. Schon seit langem ist bekannt, dass Menschen mit einer bestimmten Blutgruppe häufiger an gewissen Krankheiten leiden als andere. So sind Personen mit der Blutgruppe 0 anfälliger für Allergien, bei Menschen mit Blutgruppe A besteht eine höhere Wahrscheinlichkeit, an Krebs zu erkranken. Aber erst vor kurzem wurde aufgedeckt, dass es einen Zusammenhang zwischen unserer Blutgruppe und der Ernährung gibt.

Je nachdem welchem Bluttyp wir angehören, verwerten wir die Nahrung anders. Wer beispielsweise Blutgruppe 0 hat, verträgt Fleisch sehr gut, während Menschen mit Bluttyp A ihren Fleischkonsum besser einschränken sollten. Diese erstaunliche Entdeckung wurde Anfang der 80er Jahre von dem amerikanischen Mediziner James D'Adamo veröffentlicht und von dessen Sohn Peter wissenschaftlich überprüft und weiterentwickelt. Wie wir zunehmen oder abnehmen wird also auch von unserer jeweiligen Blutgruppe festgelegt. Die Kenntnis unserer Veranlagungen kann uns deshalb helfen zu verstehen, welche Ernährung für unsere Blutgruppe besonders günstig ist.

Ein besseres Ernährungskonzept

Die Theorie der D'Adamos stellt tatsächlich ein besseres Ernährungskonzept gegenüber den üblichen »Iss-dies-vermeide-jenes-Diäten« dar. Die Ernährung wird nämlich auf ein eindeutig genetisch festgelegtes Merkmal abgestimmt, das unmittelbar mit unserem Stoffwechsel zu tun hat. Es wird also im Gegensatz zu vielen anderen Diäten berücksichtigt, dass nicht alle Menschen die gleichen Ernährungsbedürfnisse haben und dass nicht jeder Körper die Nahrung auf die gleiche Art und Weise verarbeitet. Wer seine Ernährung mit seiner Blutgruppe in Übereinstimmung bringt, wird in der Lage sein, abzunehmen und sein Gewicht dauerhaft zu halten.

Ganz leicht durchführbar

Die hier vorgestellte Blutgruppendiät, die auf die Erkenntnisse von Dr. Peter D'Adamo zurückgeht, ist im Grunde ganz leicht durchführbar. Sie hat entscheidende Vorteile gegenüber anderen Diäten, die oft fade und zum Teil sogar gefährlich einseitig sind und so zu Mangelerscheinungen führen können. Denn beim Abnehmen nach der Blutgruppe muss nur auf bestimmte Speisen verzichtet werden. Alles andere, was Ihnen schmeckt und zu Ihrer Blutgruppe passt, können sie beruhigt genießen. Da die Ernährung nicht auf wenige oder gar ein einzelnes Nahrungsmittel beschränkt wird, erhält der Körper alle lebensnotwendigen Nährstoffe. Mit der Blutgruppendiät bekommen Sie Ihr Gewicht wieder in den Griff – und das ohne lästiges Kalorienzählen und vor allem ohne Hungern. Außerdem werden Sie bald feststellen, dass Sie sich aktiver und rundum fit fühlen.
Im umfangreichen Rezeptteil finden Sie eine Vielzahl von leckeren Speisen, die genau auf Ihre Blutgruppe abgestimmt sind. Die vielen köstlichen Snacks, Vorspeisen und Hauptgerichte können über den Tag beliebig verteilt werden, sodass erst gar keine Langeweile aufkommt. Hören Sie also auf die Stimme Ihres Blutes und fangen Sie gleich mit der Ernährung nach Ihrer Blutgruppe an!

Viel Erfolg wünscht Ihnen

Helga Lederer

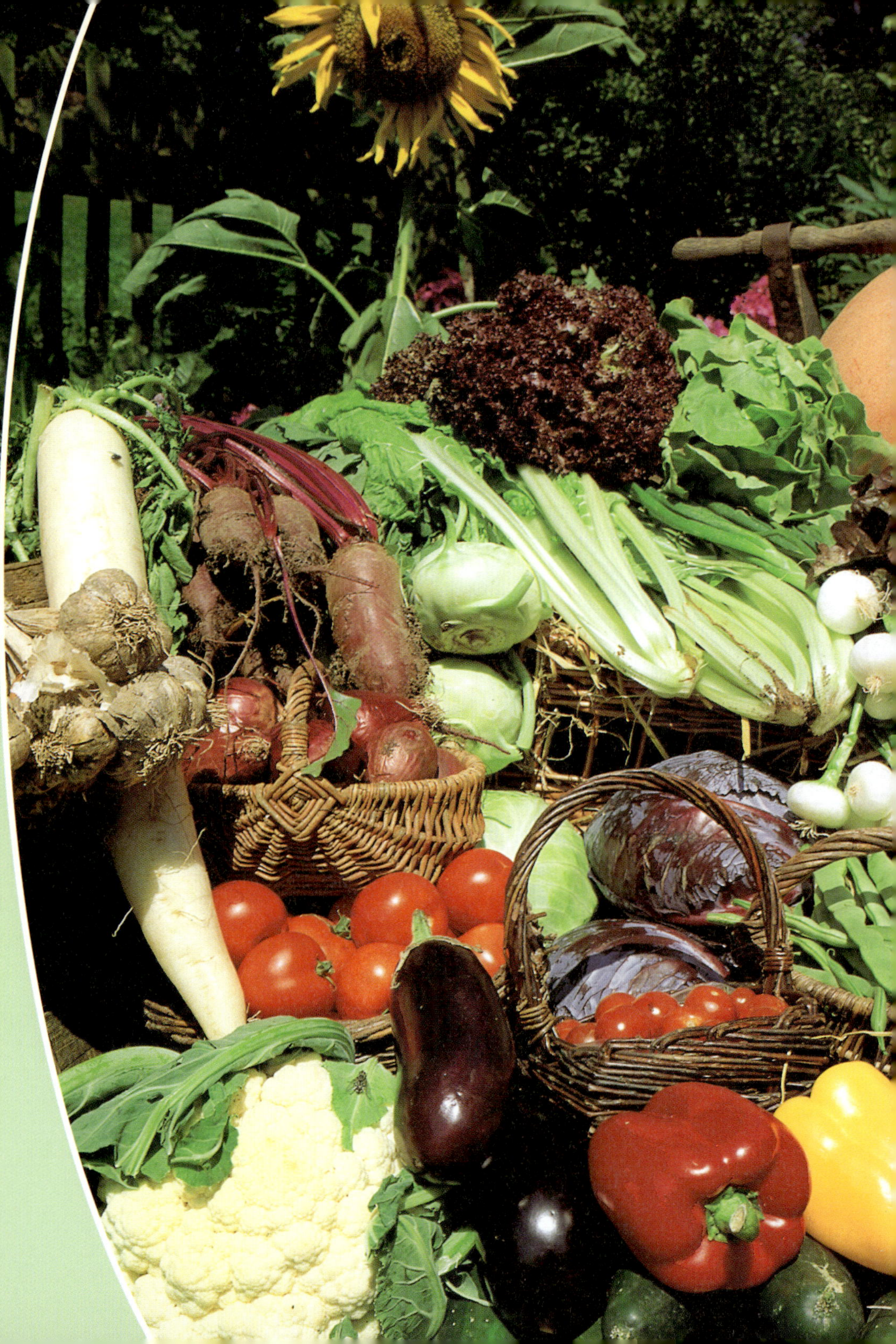

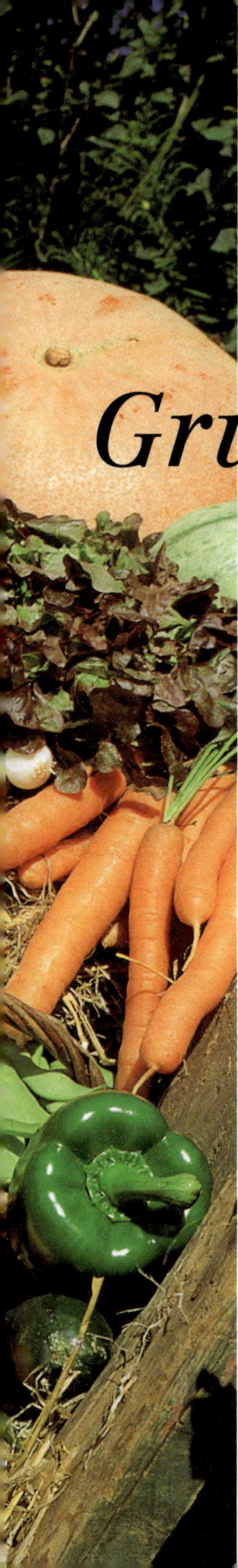

Grundlagen

Wie sind eigentlich die Blutgruppen entstanden und welche Bedeutung haben sie für unseren Körper? Warum gibt es überhaupt unterschiedliche Blutgruppen? Kaum jemand macht sich darüber Gedanken. Dabei ist das Blut eines der wichtigsten Systeme in unserem Körper. Es versorgt den gesamten Körper mit Energie, transportiert Nährstoffe in die Zellen und befördert Schlackenstoffe hinaus. Da liegt es doch nahe, dass die Bluteigenschaften, also beispielsweise die Blutgruppe, die Körperfunktionen in unterschiedlichster Weise beeinflussen können.

Blut – ein besonderer Saft

In den Adern eines Erwachsenen fließen etwa fünf Liter Blut. Die primäre Aufgabe des Blutes in unserem Körper ist der Transport von verschiedenen Stoffen. Sauerstoff und Nährstoffe werden ins Körpergewebe transportiert. Im Gewebe werden Abfallstoffe (z.B. Kohlendioxid) vom Blut aufgenommen und abtransportiert. Außerdem finden sich im Blut Eiweißstoffe, die Fremdkörper und Krankheitserreger aufspüren und unschädlich machen – die Antikörper. Diese Antikörper heften sich an bestimmte Oberflächenstrukturen der Fremdkörper und es kommt zu einer Zusammenballung – zur Agglutination. Diese »Verklumpung« macht die Fremdkörper unschädlich, die dann von besonderen Immunzellen vernichtet werden.
Jeder Mensch trägt eine der vier Blutgruppen – 0, A, B oder AB – in sich. Die Blutgruppen unterscheiden sich durch die Oberflächenstruktur der roten Blutkörperchen. Treffen unterschiedliche Bluttypen aufeinander, kann es daher zu einer Antikörperreaktion kommen.

Entstehung der Blutgruppen

Als der moderne Mensch vor etwa 40 000 Jahren das Licht der Welt erblickte, hatte er die Blutgruppe 0. Aus dieser Ur-Blutgruppe entwickelten sich durch die Veränderung der Lebensumstände und durch Mutationen nach und nach die drei weiteren Blutgruppen – A, B und AB. Mutationen sind Veränderungen im Erbgut, die durch Zufall auftreten. Solche spontanen Mutationen können zwei Auswirkungen haben: Entweder das Lebewesen hat durch die Veränderung einen Nachteil für sein Überleben oder es ist durch die Mutation besser an seine Lebensbedingungen angepasst. Jene Veränderungen, die dafür sorgen, dass das Individuum mit den Umweltbedingungen besser zurechtkommt, und die es leistungsfähiger machen, setzen sich durch und verbreiten sich durch Fortpflanzung weiter. Je zahlreicher und aktiver die Nachkommenschaft ist, umso schneller breitet sich eine Mutation aus. Durch die Veränderung der Blutgruppe war der Mensch also besser an die neuen Lebensumstände angepasst, die er bei der Eroberung der Erde vorfand.

Die vier Blutgruppen

Auf den folgenden Seiten werden die vier Blutgruppen und ihre typischen Merkmale vorgestellt. Sie haben sich durch unterschiedliche Lebensumstände, veränderte klimatische Bedingungen und verschiedene Ernährungsweisen herauskristallisiert.

Blutgruppe Typ 0 – Der Jäger

Vor mehr als 40 000 Jahren erschien in Afrika der moderne Mensch auf der Bildfläche. Er hatte die »Ur-Blutgruppe« 0. Die geistigen Fähigkeiten des Homo sapiens, seine Geschicklichkeit und die Gabe, Werkzeuge und Waffen zu gebrauchen, ließen ihn schon bald an die Spitze der Nahrungskette aufsteigen. Die Jagd war eine ergiebige Nahrungsquelle und Fleisch stand daher häufig auf dem Speiseplan. Die große Menge an tierischem Eiweiß, die der damalige Mensch zu sich nahm, sorgte dafür, dass sich die wesentlichen Merkmale des Verdauungssystems des Menschen mit Blutgruppe 0 bildeten: Menschen mit diesem Bluttyp kommen auch mit größeren Mengen an tierischem Eiweiß sehr gut zurecht.

Eine Besonderheit der Blutgruppe 0 ist, dass sie keine Antigene besitzt. In Notfällen kann Blut des 0-Typs daher anderen Blutgruppen als Universal-Blutspende verabreicht werden.

Vor etwa 30 000 Jahren begab sich der Mensch auf Wanderschaft und begann sich auch auf andere Kontinente auszubreiten. Er traf dort auf völlig andere Lebensbedingungen und passte sich an. Spontane Blutgruppenmutationen verschafften dabei überlebenswichtige Vorteile.

Verteilung der Blutgruppen in Deutschland

Blutgruppe 0	40 Prozent
Blutgruppe A	44 Prozent
Blutgruppe B	11 Prozent
Blutgruppe AB	5 Prozent

Blutgruppe Typ A – Der Ackerbauer

Die Blutgruppe A entwickelte sich in Lebensgemeinschaften, deren Grundlage die Landwirtschaft war. Sie ist charakteristisch für eine sesshafte, häusliche Lebensweise. Der Blutgruppentyp A trat vor etwa 25 000 bis 15 000 Jahren zum ersten Mal im Mittleren Osten und in Asien auf. Der Mensch hatte sich dort neue Nahrungsquellen erschlossen. Er baute Getreide an und züchtete Vieh. Diese Veränderungen waren einschneidend. Der nomadische Jäger war zum sesshaften Bauern geworden und hatte seine Ernährung auf vorwiegend pflanzliche Kost umgestellt. Nicht nur das Verdauungs- und das Immunsystem mussten sich anpassen, auch das Blut musste diesen Veränderungen Rechnung tragen.

Die Menschen rücken zusammen

Auch im sozialen Gefüge traten Änderungen auf. Die Ackerbauern lebten auf engem Raum zusammen und auch Tiere wurden in die häusliche Gemeinschaft einbezogen. Diese neue Lebensweise gab Krankheitserregern die Möglichkeit, leichter von Mensch zu Mensch übertragen zu werden. Durch Mutationen und Selektion entstanden sogar neue Krankheitskeime, die vom Tier auf den Menschen übertragen werden konnten. Das Immunsystem musste daher besonders leistungsfähig sein. Die Blutgruppe A zeichnet sich tatsächlich durch ihre hohe Widerstandskraft gegenüber Krankheiten und Infektionen aus. Auch mit sozialem Druck können Menschen mit dieser Blutgruppe aufgrund ihrer »Stammesgeschichte« flexibler umgehen. Die neuen Eigenschaften ermöglichten der Blutgruppe A einen hohen Verbreitungsgrad. Über Asien und den Vorderen Orient gelangten schließlich die Gene der Blutgruppe A nach Europa, wo sie heute sehr weit verbreitet ist.

Tipp

Menschen mit der Blutgruppe A kommen besonders gut mit pflanzlicher Nahrung zurecht. Sehr viele Angehörige dieser Blutgruppe sind Vegetarier. Vielleicht wäre diese Ernährungsform ja auch für Sie genau das Richtige.

Blutgruppe Typ B – Der Genügsame

Auf seinen Wanderungen gelangte der Mensch von Afrika nach Asien, Europa und auf den amerikanischen Kontinent. Dabei entstand vermutlich vor 10 000 bis 15 000 Jahren zwischen dem Himalaja und Indien die Blutgruppe B. Sie entwickelte sich durch spontane Mutationen der Gene der Menschen, die aus den fruchtbaren und heißen Savannen Ostafrikas kamen. Die neue Blutgruppe war sehr gut an das völlig andere Klima und die veränderte Nahrungssituation angepasst, denn die Lebensumstände waren in dieser unwirtlichen Gegend extrem. Die klimatischen Bedingungen waren rau und die Versorgung mit Nahrungsmitteln war unregelmäßig und oft sehr einseitig. Vor allem fermentierte Milchprodukte, wie zum Beispiel Jogurt, Kefir und Hüttenkäse, stellten einen wichtigen Baustein der Ernährung der Menschen mit Blutgruppe B dar.

Überleben in schwieriger Umgebung

Der Mensch selbst musste hart und zäh sein, um unter diesen extremen Bedingungen überleben zu können. Das Immunsystem musste in der Lage sein, mit Infektionskrankheiten fertig zu werden, die durch große Kälte und unzureichende Nährstoffzufuhr leichtes Spiel hatten. Noch heute sind Menschen mit Blutgruppe B erstaunlich unempfindlich gegen alle Arten von Erkältungskrankheiten. Auch die Verdauung musste sich der knappen, oft eintönigen Nahrung anpassen. Der Typ B speichert daher Nährstoffe besonders effektiv, was in unserer Zeit leicht zu Übergewicht führen kann.

Von den Hängen des Himalaja breitete sich die Blutgruppe weiter aus. Sie war lange Zeit typisch für Menschen, die in Südostasien und in den Steppen Eurasiens lebten.

Tipp

Menschen mit Blutgruppe B haben besonders häufig mit Gewichtsproblemen zu kämpfen. Auch bei diesem Bluttyp ist es daher wichtig, die Nahrung auf die Bedürfnisse der Blutgruppe umzustellen. Doch Sie werden sehen: Wenn Sie Blutgruppe und Ernährung in Einklang bringen, purzeln die Pfunde wie von selbst.

Blutgruppe Typ AB – Der Hybride

Die entwicklungsgeschichtlich jüngste Blutgruppe ist der Typ AB. Sie existiert erst seit 1000 bis 1200 Jahren. Die Blutgruppe AB ist wegen ihres vergleichsweise späten Auftretens äußerst selten. Nur bei etwa fünf Prozent der Weltbevölkerung taucht diese Blutgruppe auf. Sie entstand, als sich im Zuge von erneuten Völkerwanderungen der Blutgruppentyp A der Ost- und Mitteleuropäer mit dem Blutgruppentyp B der Mongolen aus Asien vermischte. Die Blutgruppe AB stellt eine Verbindung von Merkmalen der Bluttypen A und B dar. Für Menschen mit dieser Blutgruppe eignet sich daher eine ausbalancierte Mischkost am besten. Allerdings ist der Magen-Darm-Trakt der Menschen mit Typ AB weniger robust gegenüber der typischen Ernährung der Blutgruppen A oder B. Die richtige Mischung ist hier ganz entscheidend.
Auch das Immunsystem der Menschen mit Blutgruppe AB zeigt einige Besonderheiten. Es bietet besonders guten Schutz gegen Autoimmunkrankheiten, wie beispielsweise Krankheiten des rheumatischen Formenkreises oder Allergien. Auch gegen Infektionskrankheiten ist der Typ AB gut geschützt.

Tipp

Die meisten Menschen der Blutgruppe AB können jene Nahrungsmittel essen, die den Blutgruppen A und B zugeordnet sind. Falls Sie jedoch merken, dass Unverträglichkeiten auftreten, sollten Sie auf die entsprechenden Lebensmittel verzichten.

So erfahren Sie Ihre Blutgruppe
Ihre Blutgruppe könnte in folgenden Dokumenten verzeichnet sein: Impf-, Wehr- oder Mutterpass.
Sind Sie Blutspender, so ist die Blutgruppe in Ihrem Blutspenderausweis vermerkt.
Fragen Sie den Hausarzt nach Ihrer Blutgruppe. Falls sie nicht in der Patientenakte vermerkt ist, können Sie Ihren Bluttyp durch einen speziellen Test ermitteln lassen. Fragen Sie jedoch vorher nach den Kosten.
Lassen Sie beim nächsten Gesundheitscheck einen Blutgruppentest durchführen, um Ihre Blutgruppe herauszufinden.

Die Verdauungssysteme

Menschen verschiedener Blutgruppen unterscheiden sich sehr stark in ihren Verdauungssystemen. Es gibt bestimmte Erkrankungen des Verdauungsapparates, die bei einem Blutgruppentyp häufiger auftreten als bei einem anderen.

Typ 0: Gefährdet durch Magenerkrankungen

Personen mit Blutgruppe 0 neigen zu einer erhöhten Säurekonzentration im Magen. Diese Übersäuerung kann zur Entstehung von Magengeschwüren führen. Außerdem gibt es ein Bakterium *(Helicobacter pylori)*, das sich vor allem bei Menschen mit Blutgruppe 0 in der Magenschleimhaut einnistet und dort Entzündungen verursacht.

Typ A: Gefahr durch Vitamin-B-Mangel

Häufig haben Menschen mit Blutgruppe A eine zu geringe Säurekonzentration im Magen, was zu Gastritis führen kann. Diese chronische Magenschleimhautentzündung wird durch Bakterien hervorgerufen, die sich in der Schleimhaut eingenistet haben. Auch kommt es beim Blut-Typ A öfter zu einer Stoffwechselstörung, die die Aufnahme von Vitamin B_{12} blockiert.

Typ B: Kaum Probleme mit dem Magen

Wer die Blutgruppe B geerbt hat, kennt kaum Probleme mit dem Verdauungsapparat.

Typ AB: Empfindlicher Magen

Menschen mit Blutgruppe AB haben einen anfälligen Magen-Darm-Trakt. Sie leiden häufig unter Gastritis.

Die Blutgruppentheorie

In der Medizin weiß man seit langem, dass nicht alle Patienten auf so genannte »gesunde Nahrungsmittel« gleichermaßen gut ansprechen. Doch erst durch eine Entdeckung der amerikanischen Ärzte Dr. James D'Adamo und seines Sohnes Dr. Peter D'Adamo weiß man, warum das so ist. Sie stellten fest, dass bei der Verträglichkeit von Nahrungsmitteln die Blutgruppe eine entscheidende Rolle spielt.

Die Erkenntnisse der D'Adamos

Dr. James D'Adamo machte die ersten Beobachtungen, dass es einen Zusammenhang zwischen Ernährung und Blutgruppe geben müsse, bereits in den 50er Jahren. Er arbeite damals in verschiedenen Sanatorien und bemerkte, dass die Patienten auf die typische Sanatoriumskost ganz unterschiedlich reagierten. Einem Teil bekam das Essen sehr gut, dem anderen schien es eher zu schaden. D'Adamo hatte die geniale Idee, dass dieser Umstand etwas mit den Blutgruppen zu tun haben könnte. Er begann seine Theorie zu überprüfen und brachte 1980 das Buch »One Man's Food« heraus, in dem er seine Erkenntnisse zusammenfasste. Seine Grundthese war, dass bestimmte Nahrungsmittel nicht allen Menschen gleich gut bekommmen. Ob ein Lebensmittel verträglich ist, hängt unmittelbar mit der Blutgruppe zusammen. So stellte Dr. D'Adamo fest, dass Fleisch Menschen mit Blutgruppe 0 sehr gut bekommt, dass Menschen mit Blutgruppe A diese eiweißreiche Kost aber nur schlecht vertragen.
James D'Adamos Sohn Peter nahm sich der bis dahin nicht belegten Theorie seines Vaters an und stellte sie auf ein wissenschaftliches Fundament. Fasziniert von den Ergebnissen entwickelte er die Blutgruppentheorie weiter und gab wie sein Vater konkrete Beispiele für eine Ernährung, die den verschiedenen Blutgruppen Rechnung trägt. Nach Dr. Peter D'Adamo kann man das Nahrungsmittelangebot in drei große Gruppen einteilen: Nahrungsmittel, die für eine Blutgruppe »ideal« sind, »neutrale« Lebensmittel, die keine besondere Auswirkung auf den Stoffwechsel haben, und »schädliche« Produkte, die man vermeiden sollte.

Naturheilkundler haben seitdem viele Patienten nach dieser Methode behandelt. Die Ergebnisse sind eindeutig: Menschen, die ihre Ernährung auf ihre Blutgruppe ausgerichtet hatten, stellten nach kurzer Zeit fest, dass sie nicht nur leistungsfähiger waren, sondern auch, dass sich Gewichts- oder Verdauungsprobleme deutlich verringerten.

Nahrungsunverträglichkeiten

Die Ernährung nach der Blutgruppe ist besonders gesund, da sie sich unseren naturgegebenen Bedürfnissen anpasst. Sie ist abwechslungsreich und versorgt uns mit allen lebensnotwendigen Nährstoffen. Der bedeutendste Vorteil liegt aber darin, dass auf Nahrungsmittel verzichtet wird, die uns nicht bekommen. Die Menschen mussten sich in ihrer Entwicklungsgeschichte immer wieder an andere Nahrungsgrundlagen gewöhnen. Dies führte dazu, dass sich auch der Verdauungsapparat veränderte, um mit der neuen Nahrung zurechtzukommen. So ist es zu erklären, dass ein Blutgruppentyp ein bestimmtes Nahrungsmittel gut verträgt, ein anderer Bluttyp aber schwere Verdauungsprobleme bekommt oder die Nährstoffe als Depotfett abspeichert. Mit der Spezialisierung auf bestimmte Nahrungsmittel ging außerdem eine Veränderung des Immunsystems einher. Daher können bestimmte Lebensmittel zum Teil heftige Immunreaktionen hervorrufen, die uns schwächen.

Übeltäter Lektin

Durch Lebensmittel hervorgerufene Abstoßungsreaktionen hängen mit den Nahrungseiweißen zusammen, die vom Immunsystem mit Antigenen verwechselt werden und so zu einer Antikörperreaktion führen können. Die in bestimmten Nahrungsmitteln enthaltenen Lektine führen nicht nur zu Verklumpungen im Blut, sondern haben auch Bedeutung für die Gewichtsreduktion. Sie können zum einen zu Verdauungsstörungen führen, zum anderen aber auch den Stoffwechsel bremsen. Arbeitet der Stoffwechsel aber zu langsam, besteht die Gefahr, dass Nährstoffe nicht optimal verarbeitet und als Depotfett abgespeichert werden.

Typ 0 – Ernährungstipps

In der Ernährung von Menschen mit Blutgruppe Typ 0 spielt Fleisch eine große Rolle – und das ist auch in Ordnung. Lassen Sie sich überraschen, was Ihnen sonst noch gut bekommt.

Fleisch und Geflügel

Häufige Fleischmahlzeiten stellen für Ihren Verdauungsapparat und Ihren Stoffwechsel kein Problem dar. Übergroß sollten die Mengen aber nicht sein. 150 Gramm am Tag sind ein gesundes Maß. Dazu sollte es viel frisches Gemüse geben, denn auch bei der Blutgruppe 0 kann es bei der Aufnahme von viel tierischem Eiweiß zu Magenreizungen kommen.

Tipp

Dr. D'Adamo hat festgestellt, dass Leber die Leistungsfähigkeit des Stoffwechsels bei Menschen mit der Blutgruppe 0 ankurbelt und so eine Gewichtsreduktion beschleunigen kann. Bedenken Sie aber, dass Leber in der heutigen Zeit stark mit Schadstoffen belastet sein kann. Achten Sie beim Einkauf darauf, dass Sie Fleisch aus biologischer Tierhaltung bekommen.

Fisch und Meeresfrüchte

Menschen mit Blutgruppe 0 bekommen vor allem Seefische sehr gut. Die Meerestiere enthalten viel Fischöl, das reich an Vitamin K ist. Dieses Vitamin spielt für die Blutgerinnung eine wichtige Rolle, die bei Menschen mit Bluttyp 0 gestört sein kann.
Meeresfrüchte sind vor allem auch deshalb so gesund, weil sie reich an Jod sind, das unser Organismus dringend benötigt.

Tipp

Deutschland gehört zu den Jodmangelgebieten. Bevorzugen Sie daher jodiertes Speisesalz und Produkte, die Jodsalz enthalten.

Gemüse

Auch für den Bluttyp 0 gehört viel Gemüse zu einer ausgewogenen und gesunden Ernährung. Vermeiden Sie aber unverträgliche Sorten wie verschiedene Kohlarten oder Nachtschattengewächse wie Kartoffeln und Auberginen konsequent.

Tipp

Da Vitamin K für Menschen mit Blutgruppe 0 so wichtig ist, sollten Sie viel Salat, Brokkoli und Spinat essen.

Früchte und Exoten

Früchte sind eine ideale Ergänzung der Ernährung für Blutgruppe 0. Sie sind wie Gemüse ein wichtiger Vitamin- und Ballaststofflieferant. Doch nicht alle Früchte sind in gleicher Weise geeignet. Da der Magen des 0-Typs schnell zur Übersäuerung neigt, sollten Menschen dieses Typs auf saures Obst wie etwa Zitrusfrüchte verzichten.

Öle und Fette

Empfehlenswert sind pflanzliche Öle wie Oliven- und Leinöl, die große Mengen ungesättigter Fettsäuren enthalten. Diese wirken sich bei fleischreicher Ernährung positiv auf die Blutfettwerte aus. Besonders wertvoll sind kaltgepresste Öle, die außerdem reich an vielen lebenswichtigen Vitaminen sind.

Getränke

Wie schon angesprochen, haben Menschen mit Blutgruppe 0 mit der Magensäure zu kämpfen. Verzichten Sie daher auf Getränke, die den Magen übersäuern könnten – etwa Säfte aus Zitrusfrüchten. Auch Kaffee lässt die Magensäurekonzentration ansteigen. Als Muntermacher sollten Sie grünen Tee trinken. Das beste Getränk für den 0-Typ ist Mineralwasser. Ein Glas Wein oder Bier ab und zu schadet nicht.

Typ A – Ernährungstipps

Hier erfahren Sie Wichtiges über die Nahrungsmittelgruppen, die für Ihren Blutgruppentyp besonders geeignet sind, und über jene, die Sie vermeiden sollten.

Fisch

Im Vergleich zu Menschen mit Blutgruppe 0 verträgt der Typ A Fleisch deutlich schlechter. Sie sollten daher eine fleischarme Ernährung anstreben. Eine gute Alternative zu Fleisch und Wurst stellen vor allem Süßwasserfische dar, die gute Eiweißlieferanten sind und von Menschen mit Blutgruppe A gut vertragen werden. Sie können kleine Portionen ruhig ein paar Mal in der Woche essen.

Gemüse, Früchte und Exoten

Pflanzliche Nahrung ist für den A-Typ als Nachkommen der sesshaften Ackerbauern besonders wichtig. Geeignet sind für seine Ernährung fast alle Obst- und Gemüsesorten. Auch Getreideprodukte werden sehr gut vertragen. Vorsicht ist bei Tomaten geboten, die Menschen mit Blutgruppe A wegen des hohen Lektingehalts dieses Nachtschattengewächses unbedingt meiden sollten.

Hülsenfrüchte

Menschen mit Blutgruppe A bekommt vegetarische Ernährung besonders gut. Entscheidend ist jedoch eine ausreichende Eiweißzufuhr. Erschließen Sie sich also neue Eiweißquellen. Gut geeignet sind hier Bohnen, die ausgesprochen reich an Eiweiß sind. Vor allem Sojabohnen und -produkte sind eine nahrhafte Bereicherung für den Speisezettel des A-Typs. Einige Hülsenfrüchte sollten Sie aber unbedingt vermeiden (siehe S. 120), da diese zu Gewichtsproblemen und sogar zu Gesundheitsschäden führen können.

Nüsse und Samen

So wie Bohnen sind auch Nüsse ein wichtiger Eiweißlieferant für Menschen mit der Blutgruppe A. Besonders empfehlenswert sind Erdnüsse (die eigentlich zu den Hülsenfrüchten zählen). Sie sind nicht nur reich an Eiweiß, sondern auch an Vitaminen und Mineralstoffen. Auch Wal- und Haselnüsse sowie Kürbiskerne sind sehr gesund und für den Bluttyp A gut verträglich.

Wichtiges zum Thema Würzmittel

Senf ist für Menschen mit Blutgruppe A besonders bekömmlich. Er regt den Verdauungsapparat sowie Galle, Leber und Nieren an. Außerdem wirken die enthaltenen Senföle positiv auf die Blutgefäße.

Als gute Würzmittel für fast alle Gerichte haben sich verschieden Saucen und Pasten aus Soja oder Reis bewährt – etwa Miso oder Tamari. Essig sollte nicht verwendet werden, da er die Magenschleimhaut reizen kann.

Kräutertees

Der Typ A sollte das Augenmerk auf sein Immunsystem richten. Es ist zwar sehr leistungsfähig, will aber von Zeit zu Zeit etwas stimuliert werden. Gut geeignet sind hier Tees aus Echinacea (Sonnenhut) oder Aloe. Setzen sie diese Immunstimulanzien aber nur dann ein, wenn Sie eine akute Infektion befürchten. Verdauungsfördernd und magenberuhigend wirken Tees und Aufgüsse aus Ingwer und Kamille. Bedenken Sie, dass die Inhaltsstoffe von Kräutertees hoch wirksam sind. Fragen Sie also Ihren Arzt oder Apotheker nach Nebenwirkungen.

Säfte und andere Getränke

Bis auf Orangen- und Tomatensaft sind fast alle Obst- und Gemüsesäfte für Menschen mit Blutgruppe A geeignet. Als Stimulans für den Verdauungstrakt sollten Sie jeden Morgen mit Wasser verdünnten Zitronensaft trinken. Grüner Tee ist das ideale Getränk. Zuckerhaltige Limonaden sollten Sie dagegen meiden. Eine gute Nachricht für Weintrinker: Täglich *ein* Glas Rotwein ist durchaus gesund.

Typ B – Ernährungstipps

Hier erfahren Sie Wissenswertes über die Nahrungsmittelgruppen, die für Menschen mit Blutgruppe B besonders geeignet sind. Zu empfehlen ist eine ausgewogene Mischkost.

Milch und Milchprodukte

Milch und Milchprodukte werden vom Bluttyp B besonders gut vertragen – besser als von allen anderen Blutgruppen. Dass Milch in der asiatischen Küche eine untergeordnete Rolle spielt, obwohl in Asien die Blutgruppe B besonders häufig vorkommt, hat laut Dr. D'Adamo keine gesundheitlichen, sondern kulturelle Gründe.

Fleisch und Geflügel

Menschen mit der Blutgruppe B bekommt Fleisch recht gut. Schweine- und vor allem Hühnerfleisch sollten Sie allerdings meiden. Wie der 0-Typ verträgt auch der Typ B Leber sehr gut. Sie hilft außerdem beim Abnehmen, da sie den Stoffwechsel anregt.

Tipp

Hühnchen ist wegen des enthaltenen Lektins nach Dr. D'Adamo besonders schädlich für Menschen mit Blutgruppe B. Wenn Sie nicht auf Geflügelfleisch verzichten wollen, sollten Sie lieber auf das »neutrale« Putenfleisch zurückgreifen.

Fisch und Meeresfrüchte

Seefische sind für den B-Typ besonders gut bekömmlich. Sie enthalten viele wertvolle Fischöle und sind daher besonders gesund. Aber nicht alle Meereslebewesen sind unbedenklich. Muscheln, Krebse und andere Schalentiere sollten Sie unbedingt von Ihrem Speisezettel streichen.

Gemüse und Früchte

Auch bei Obst und Gemüse kann der Bluttyp B kräftig zulangen – egal ob gekocht oder als Rohkost. Im Gegensatz zu den Blutgruppen 0 und A vertragen Menschen mit Blutgruppe B Kartoffeln sehr gut. Meiden sollten Sie aber Artischocken, Feldsalat, Radieschen und Rettich. Auch Mungobohnenkeime sind problematisch. Unter den Obstsorten können Sie auch bei den sauren Früchten – die andere Bluttypen meiden müssen – tüchtig zugreifen. Sternfrucht (Karambole) und Granatapfel sollten Sie nicht essen.

Wichtiger Hinweis

Vorsicht bei Tomaten, dieses Gemüse verträgt die Blutgruppe B nicht. Die in der Tomate enthaltenen Lektine können zu sehr unangenehmen Reizungen der Magenschleimhaut führen.

Öle und Fette

Am besten bekommt Menschen mit Blutgruppe B natives Olivenöl. Auch Leinsamenöl ist empfehlenswert. Auf Öle, die aus Nüssen oder anderen Samen gewonnen werden, sollten Sie verzichten. Ihr Bluttyp verträgt nur wenige Nussarten (z.B. Walnüsse).

Säfte und andere Getränke

Bis auf Tomatensaft können Sie alle Obst- und Gemüsesäfte nach Herzenslust genießen. Wie bei allen Blutgruppen ist Mineralwasser ein bekömmlicher Durstlöscher. Auch Kräutertees vertragen Sie gut. Vor allem Ginseng, der in Asien sehr geschätzt wird, hat eine sehr anregende Wirkung und stärkt zugleich das Immunsystem. Grüner Tee sollte Kaffee und schwarzen Tee ersetzen.

Tipp

Wem der Geschmack von Ginsengtee pur zu intensiv ist, der kann das Getränk mit einem Löffel Honig süßen.

Typ AB – Ernährungstipps

Der Bluttyp AB ist entwicklungsgeschichtlich die jüngste Blutgruppe. Lesen Sie, welche Nahrung für Ihren Blutgruppentyp besonders geeignet ist und was Sie besser vermeiden sollten.

Fleisch und Geflügel

Menschen mit Blutgruppe AB vertragen als Mischköstler Fleisch und Geflügel – in Maßen genossen – recht gut. Mehr als dreimal in der Woche sollten Sie es aber nicht essen. Bei Geflügel ist Vorsicht geboten – am bekömmlichsten ist Putenfleisch. Um beim Einkauf von Fleisch und Geflügel sicher zu gehen, dass Sie einwandfreie Ware bekommen, sollten Sie nur Qualitätsfleisch aus kontrollierter Aufzucht kaufen. Das gilt natürlich auch für alle anderen Blutgruppen.

Tipp

Olivenöl ist reich an ungesättigten Fettsäuren; es ist gesünder für Ihren Körper als tierische Fette.

Gemüse und Früchte

Gemüse sollte zum Hauptbestandteil Ihrer Ernährung werden. Es enthält eine Vielzahl von Vitaminen und Mineralstoffen, die Ihr Körper unbedingt braucht. Das ist gerade beim Typ AB besonders wichtig, dessen Immunsystem labil ist. Bis auf wenige Ausnahmen (z.B. Rettich) sind alle Arten gut bekömmlich. Sogar Tomaten, die die Blutgruppen A und B nicht vertragen, sind als »neutral« zu bezeichnen. Als pflanzlicher Eiweißlieferant hat sich für die Blutgruppe AB Tofu bewährt. Dieses Sojaprodukt ist sehr bekömmlich und belastet den empfindlichen Verdauungsapparat des AB-Typs nicht.

Bis auf Bananen, Orangen und wenige andere Obstsorten vertragen Menschen mit Blutgruppe AB auch Obst sehr gut. Essen Sie ruhig mehrmals am Tag frische Früchte. Vor allem Vitamin-C-haltiges Obst – mit Ausnahme von Orangen –, beispielsweise Kiwis, Zitronen und Grapefruits, ist sehr gesund.

Kräuter und Gewürze

Vorsicht mit Kräutern und Gewürzen! Zwar sind viele Würzmittel bekömmlich oder zumindest »neutral«, doch Menschen mit Blutgruppe AB haben ein sehr empfindliches Verdauungssystem und reagieren daher stark auf Gewürze. Auch Salz sollte nur sparsam verwendet werden. Pfeffer ist tabu.

Tipp

Kombu-Algen sind ein Meerestang mit ausgesprochen hohem Glutamatanteil. Die Algen wirken daher geschmacksverstärkend und eignen sich hervorragend zum Würzen von Fleisch- und Fischgerichten. Dieses Würzmittel wird auch von Dr. D'Adamo ausdrücklich empfohlen. Außer als Würze hat sich die Alge als Immunstimulans bewährt.

Kräutertees

Menschen mit Blutgruppe AB haben ein etwas »schwächliches« Immunsystem. Es sollte von Zeit zu Zeit stimuliert werden. Gut geeignet sind hier Kräutertees wie etwa Echinacea (Sonnenhut) oder Ginseng. Setzen Sie diese Immunstimulanzien aber nur dann ein, wenn Sie eine akute Infektion befürchten. Von einem Dauergebrauch ist abzuraten. Fragen Sie Ihren Arzt oder Apotheker nach Dosierung und möglichen Nebenwirkungen.

Getränke

Zu den »idealen« Getränken zählen reines Quell- oder Mineralwasser sowie grüner Tee. Als »neutrales« Getränk eignet sich Tafelwasser, auch mit Soda versetzt. Achten Sie bei Mineralwässern auf geringen Natriumgehalt. Hin und wieder ist ein Glas Bier, Rot- oder Weißwein erlaubt. Auch Kaffee darf in kleinen Mengen genossen werden. Verdünnter Grapefruitsaft ist ein sehr guter und bekömmlicher Durstlöscher für Menschen der Blutgruppe AB. Auf Orangensaft sollte man tunlichst verzichten, da Orangen die Magenschleimhaut reizen und die Aufnahme lebensnotwendiger Mineralstoffe stören.

Blutgruppe und Diät

Wer abnehmen will, möchte dies natürlich auf möglichst schonende Art tun. Der Körper soll alle notwendigen Nährstoffe erhalten, die Ernährung darf nicht eintönig sein und das Gewicht soll nach der Diät möglichst einfach gehalten werden können. Wer tatsächlich dauerhaft abnehmen will, kommt aber um eine tiefgreifende Nahrungsumstellung nicht herum. Am besten geht das natürlich mit einer Kostform, die auf die persönlichen Bedürfnisse zugeschnitten ist. Hier zeigt sich der große Vorteil der Blutgruppendiät. Denn bei ihr ist die Ernährung besonders gut auf unsere genetische Veranlagung abgestimmt.

Diese Diät berücksichtigt, dass nicht jeder Mensch die gleichen Speisen optimal verwertet. Der Körper jedes Einzelnen verarbeitet Nahrung auf ganz unterschiedliche Art und Weise. Wie leicht wir zunehmen oder überflüssige Pfunde verlieren, hängt auch von der Blutgruppe ab. Wir benötigen also eine biochemisch auf unseren Organismus abgestimmte Ernährung, um fit, gesund und leistungsfähig zu bleiben. Bei der Blutgruppendiät werden Nahrung und Verdauungsapparat ins Lot gebracht. Die Gewichtsreduktion ist im Grunde ein angenehmer Nebeneffekt.

Versuchen Sie es selbst

Probieren Sie diese Ernährungsform doch einfach einmal aus. Sie werden schnell merken, dass diese gezielt auf Ihren Stoffwechsel abgestimmte Kost in Ihrem Körper einiges in Bewegung setzt.

- Ihr Verdauungssystem wird stimuliert.
- Leber, Galle, Niere und Bauchspeicheldrüse arbeiten effektiver.
- Stoffwechselprodukte (z.B. Schlackenstoffe) werden in Ihrem Körper sehr viel schneller abgebaut.
- Außerdem wird Ihr Immunsystems gestärkt und kommt so mit Krankheitserregern besser zurecht.

Wie bei jeder Nahrungsumstellung dürfen Sie natürlich nichts übers Knie brechen. Sie müssen Ihrem Körper die Chance geben, in Ruhe das in Ordnung zu bringen, was Sie bis jetzt vernachlässigt haben.

Lust auf neuen Genuss?

Die Blutgruppendiät ist eine Ernährungsform, die durch ihre Vielseitigkeit besticht. Sie ist nicht eintönig wie all die Eiweiß-, Bananen-, Ananas- oder sonstigen Crash-Diäten, die überall angepriesen werden. Es handelt sich vielmehr um eine langfristige Ernährungsumstellung, die sich Ihren Bedürfnissen anpasst und bei der auch der Genuss nicht zu kurz kommt. Kombinieren Sie bei der Zusammenstellung Ihres Speiseplans einfach »ideale« mit »neutralen« Lebensmitteln, um neue Gerichte zusammenzustellen. Vermeiden Sie jene Lebensmittel, die Ihnen nicht bekommen. Sehen Sie sich im Rezeptteil (ab S. 39) auch die Rezepte der anderen Blutgruppen an, manchmal muss man nur eine Zutat austauschen, um ein neues Gericht für sich zu entdecken.

Training für den Stoffwechsel

Der Stoffwechsel ist auf das Sparen von Energie und auf das Anlegen von »Vorräten« ausgerichtet, die sich dann als Übergewicht messen lassen. Besteht Übergewicht über einen längeren Zeitraum, gewöhnt sich der Körper daran und betrachtet es während und nach einer Diät als Richtgröße. Reduziert man nur die Kalorienzufuhr, wird der Körper durch bessere Verwertung der Nährstoffe versuchen, das gewohnte Gewicht aufrecht zu erhalten. Wer effektiv abnehmen möchte, muss also seinen Stoffwechsel gezielt auf Touren bringen, damit die Nährstoffe sinnvoll verwertet und nicht dazu verwendet werden, das Depotfett zu erhalten. Wichtig sind dafür vor allem eine optimale Versorgung mit Vitaminen und Spurenelementen sowie ausreichend körperliche Betätigung. Die Ernährung nach der Blutgruppe unterstützt Ihre Diätbemühungen, da sie alle Nährstoffe bereitstellt, die Ihr Körper während des Abnehmens dringend benötigt.

Gefahr nach der Diät

Die größte Gefahr nach der erfolgreichen Diät ist das Absetzen der neuen Ernährungsform, die zur Gewichtsreduktion geführt hat – denn dann nimmt man wieder zu. Der sogenannte »Jo-Jo-Effekt« entsteht, das Gewicht klettert nach einer Diät sofort auf eine neue Höchstmarke.

Die Auswahl ist wichtig

Ein großer Vorteil der Blutgruppendiät gegenüber vielen anderen Diäten ist, dass das lästige Kalorienzählen wegfällt. Man ernährt sich nämlich gesund und ausgewogen und nimmt nebenbei auch noch ab. Natürlich darf man auch bei der Blutgruppendiät nicht essen, bis man nicht mehr »papp« sagen kann. Aber wenn Sie mehrmals täglich kleine Portionen der für Sie geeigneten Nahrungsmittel essen, werden Sie sehen, dass das Gewicht sich rasch auf den Normalwert einpendelt. Eine Faustregel lautet: Essen Sie, bis das Hungergefühl aufhört. Völlegefühle dürfen sich nicht einstellen.
Menschen, die dennoch wissen wollen, wie viel »Treibstoff« sie ihrem Körper zuführen, können die Werte den Nährwerttabellen entnehmen, die bei den Gerichten im Rezeptteil stehen.

Hinweis zur Nahrungsmitteltabelle

Am Ende dieses Buches (ab S. 118) finden Sie eine ausführliche Tabelle, die über 400 Nahrungsmittel und deren Eignung für die unterschiedlichen Blutgruppen aufführt. Lebensmittel, die für Ihre Blutgruppe besonders gut geeignet, also »ideal« sind, wurden mit einem Kreis gekennzeichnet. Ein kurzer Strich steht für »neutrale«, also unbedenkliche Lebensmittel, die keinen Einfluss auf Ihr Verdauungs- oder Immunsystem haben. Mit einem schwarzen Punkt gekennzeichnete Nahrungsmittel sollten Sie aus ihrem Speiseplan streichen, da sie Ihnen gesundheitliche Probleme bereiten können.
Wenn Sie »ideale« mit »neutralen« Lebensmitteln kombinieren, stehen Ihnen bei der täglichen Nahrungszusammenstellung ungeheuer viele Variationsmöglichkeiten zur Verfügung.

Was ist gut für mich?

»Ideale« Lebensmittel bekommen Ihnen besonders gut.
»Neutrale« Lebensmittel sind unbedenklich.
»Vermeiden«: Diese Nahrungsmittel könnten sich problematisch auf Ihren Körper auswirken.

Der Weg zum Idealgewicht

Auch wenn die Blutgruppendiät eine sehr gute Methode darstellt, um das Gewicht zu reduzieren, sollten Sie auf ein paar Punkte achten. Stecken Sie das Ziel nicht zu hoch, lassen Sie sich Zeit, Ihr »Idealgewicht« zu erreichen. Gehen Sie Schritt für Schritt auf Ihr Ziel zu, Sie haben sich das Gewicht ja auch nicht in wenigen Wochen oder Monaten angefuttert. Wichtig für die Blutgruppendiät ist, dass die Umstellung »sanft« geschieht. Verläuft die Gewichtsreduktion zu schnell, kann es zu gefährlichen Mangelzuständen kommen, die Ihr Immunsystem unnötig belasten. Ernähren Sie sich also nicht nur von den »idealen« Lebensmitteln, sondern kombinieren Sie »neutrale« hinzu. Denn diese enthalten wichtige Nährstoffe, die ihr Körper unbedingt braucht. Sie werden bald merken, dass Sie sich trotz der Gewichtsreduktion gesund, fit, leistungsfähig und einfach rundherum wohl fühlen.

Nahrungsmittelgruppen
Finden Sie heraus, was Ihnen schmeckt und bekommt

Fleisch, Geflügel und Eier	Milchprodukte und Käse
Fische und Meeresfrüchte	Öle und Fette
Gemüse und Salate	Nüsse und Samen
Hülsenfrüchte	Frucht- und Gemüsesäfte
Früchte und Exoten	Kräuter und Gewürze
Getreide, Brot und Teigwaren	Tees, Kräutertees und andere Getränke

Ermitteln Sie Ihren »BMI«

Der BMI, das ist der so genannte »Body Mass Index«, sagt Ihnen, inwieweit Sie übergewichtig sind. Er errechnet sich aus dem Quotienten von Körpergewicht und Körpergröße zum Quadrat. Keine Angst: Diese Rechnung klingt komplizierter, als sie ist.

Die Tabelle auf der nächsten Seite hilft Ihnen bei der Bestimmung Ihres BMI.

$$\text{BMI} = \frac{\text{Körpergewicht in kg}}{(\text{Körpergröße in m})^2}$$

Körpergewicht in Kilogramm / Körperlänge in Metern

Körpergewicht in Kilogramm	1.36		1.40		1.44		1.48		1.52		1.56		1.60		1.64		1.68		1.72		1.76		1.80		1.84
100	54	53	51	50	48	47	46	44	43	42	41	40	39	38	37	36	35	35	34	33	32	32	31	30	30
99	54	52	51	49	48	46	45	44	43	42	41	40	39	38	37	36	35	34	33	33	32	31	31	30	29
98	53	51	50	49	47	46	45	44	42	41	40	39	38	37	36	36	35	34	33	33	32	31	30	30	29
97	52	51	49	48	47	46	44	43	42	41	40	39	38	37	36	35	34	34	33	32	31	31	30	29	29
96	52	50	49	48	46	45	44	43	42	40	39	38	37	37	36	35	34	33	32	32	31	30	30	29	28
95	51	50	48	47	46	45	43	42	41	40	39	38	37	36	35	34	34	33	32	31	31	30	29	29	28
94	51	49	48	47	45	44	43	42	41	40	39	38	37	36	35	34	33	33	32	31	30	30	29	28	28
93	50	49	47	46	45	44	42	41	40	39	38	37	36	35	35	34	33	32	31	31	30	29	29	28	27
92	50	48	47	46	44	43	42	41	40	39	38	37	36	35	34	33	33	32	31	30	30	29	28	28	27
91	49	48	46	45	44	43	42	40	39	38	37	36	36	35	34	33	32	31	31	30	29	29	28	27	27
90	49	47	46	45	43	42	41	40	39	38	37	36	35	34	33	33	32	31	30	30	29	28	28	27	27
89	48	47	45	44	43	42	41	40	39	38	37	36	35	34	33	32	32	31	30	29	29	28	27	27	26
88	48	46	45	44	42	41	40	39	38	37	36	35	34	34	33	32	31	30	30	29	28	28	27	27	26
87	47	46	44	43	42	41	40	39	38	37	36	35	34	33	32	32	31	30	29	29	28	27	27	26	26
86	46	45	44	40	41	40	39	38	37	36	35	34	34	33	32	31	30	30	29	28	28	27	27	26	25
85	46	45	43	42	41	40	39	38	37	36	35	34	33	32	32	31	30	29	29	28	27	27	26	26	25
84	45	44	43	42	41	39	38	37	36	35	35	34	33	32	31	30	30	29	28	28	27	27	26	25	25
83	45	44	42	41	40	39	38	37	36	35	34	33	32	32	31	30	29	29	28	27	27	26	26	25	25
82	44	43	42	41	40	38	37	36	35	35	34	33	32	31	30	30	29	28	28	27	26	26	25	25	24
81	44	43	41	40	39	38	37	36	35	34	33	32	32	31	30	29	29	28	27	27	26	26	25	24	24
80	43	42	41	40	39	38	37	36	35	34	33	32	31	30	30	29	28	28	27	26	26	25	25	24	24
79	43	41	40	39	38	37	36	35	34	33	32	32	31	30	29	29	28	27	27	26	26	25	24	24	23
78	42	41	40	39	38	37	36	35	34	33	32	31	30	30	29	28	28	27	26	26	25	25	24	24	23
77	42	40	39	38	37	36	35	34	33	32	32	31	30	29	29	28	27	27	26	25	25	24	24	23	23
76	41	40	39	38	37	36	35	34	33	32	31	30	30	29	28	28	27	26	26	25	25	24	23	23	22
75	41	39	38	37	36	35	34	33	32	32	31	30	29	29	28	27	27	26	25	25	24	24	23	23	22
74	40	39	38	37	36	35	34	33	32	31	30	30	29	28	28	27	26	26	25	24	24	23	23	22	22
73	39	38	37	36	35	34	33	32	32	31	30	29	29	28	27	26	26	25	25	24	24	23	23	22	22
72	39	38	37	36	35	34	33	32	31	30	30	29	28	27	27	26	26	25	24	24	23	23	22	22	21
71	38	37	36	35	34	33	32	32	31	30	29	28	28	27	26	26	25	25	24	23	23	22	22	21	21
70	38	37	36	35	34	33	32	31	30	30	29	28	27	27	26	25	25	24	24	23	23	22	22	21	21
69	37	36	35	34	33	32	31	30	29	28	28	28	27	26	26	25	24	24	23	23	22	22	21	21	20
68	37	36	35	34	33	32	31	30	29	29	28	27	27	26	25	25	24	24	23	22	22	21	21	21	20
67	36	35	34	33	32	31	31	30	29	28	28	27	26	26	25	24	24	23	23	22	22	21	21	20	20
66	36	35	34	33	32	31	30	29	29	28	27	26	26	25	25	24	23	23	22	22	21	21	20	20	19
65	35	34	33	32	31	30	30	29	28	27	27	26	25	25	24	24	23	22	22	21	21	21	20	20	19
64	35	34	33	32	31	30	29	28	28	27	26	26	25	24	24	23	23	22	22	21	21	20	20	19	19
62	34	33	32	31	30	29	28	28	27	26	25	25	24	24	23	22	22	21	21	20	20	20	19	19	18
61	33	32	31	30	29	29	28	27	26	26	25	24	24	23	23	22	22	21	21	20	20	19	19	18	18
60	32	32	31	30	29	28	27	27	26	25	25	24	23	23	22	22	21	21	20	20	19	19	19	18	18
59	32	31	30	29	28	28	27	26	26	25	24	24	23	22	22	21	21	20	20	19	19	19	18	18	17
58	31	30	30	29	28	27	26	26	25	24	24	23	23	22	22	21	21	20	20	19	19	18	18	18	17
57	31	30	29	28	27	27	26	25	25	24	23	23	22	22	21	21	20	20	19	19	18	18	18	17	17
56	30	29	29	28	27	26	26	25	24	24	23	22	22	21	21	20	20	19	19	18	18	18	17	17	17
55	30	29	28	27	27	26	25	24	24	23	23	22	21	21	20	20	19	19	19	18	18	18	17	17	17
54	29	28	28	27	26	25	25	24	23	23	22	22	21	21	20	20	19	19	18	18	17	17	17	16	16
53	29	28	27	26	25	24	24	23	22	22	21	21	20	20	19	19	18	18	18	18	17	17	16	16	16
52	28	27	27	26	25	24	24	23	23	22	21	21	20	20	19	19	18	18	18	17	17	16	16	16	16
51	28	27	26	25	25	24	23	23	22	22	21	20	20	19	19	19	18	18	17	17	16	16	16	15	15
50	27	26	26	25	24	23	23	22	22	21	21	20	20	19	19	18	18	17	17	17	16	16	15	15	15
49	26	26	25	24	23	23	22	22	21	21	20	20	19	19	18	18	17	17	17	16	16	15	15	15	14
48	26	25	24	24	23	23	22	21	21	20	20	19	19	18	18	17	17	17	16	16	15	15	15	14	14
47	25	25	24	23	23	22	21	21	20	20	19	19	18	18	17	17	17	16	16	16	15	15	15	14	14
46	25	24	23	22	22	22	21	21	20	19	19	18	18	18	17	17	16	16	16	15	15	15	14	14	14
45	24	24	23	22	22	21	21	20	19	19	18	18	18	17	17	16	16	16	15	15	15	14	14	14	13
44	24	24	23	22	22	21	21	20	19	19	18	18	18	17	17	16	16	16	15	15	15	14	14	14	13
43	23	23	22	21	21	20	20	19	19	18	18	17	17	16	16	16	15	15	15	14	14	14	13	13	13
42	23	22	21	21	20	20	19	19	18	18	17	17	16	16	16	15	15	15	14	14	14	13	13	13	12

Körperlänge in Metern

BMI ab 40
Extremes Übergewicht

BMI 30 - 39
Übergewicht

BMI 26 - 29
Leichtes Übergewicht

BMI 18 - 25
Ihr Gewicht ist ok

BMI 12 - 18
Untergewicht

So klappt's mit der Linie

Die Blutgruppendiät versorgt Sie mit allem, was Ihr Körper braucht. Nahrungsergänzungsmittel sind also im Prinzip nicht nötig. Falls Sie gesundheitliche Probleme haben, sollten Sie sich Rat bei Ihrem Hausarzt holen, ob die Blutgruppendiät für Sie geeignet ist. Sie sollten auch nachfragen, wenn Sie während der Diät das Gefühl haben, dass gesundheitlich nicht alles so ist, wie es sein sollte.

Abnehmen mit Blutgruppe 0

Die Ursache für Gewichtsprobleme beim Bluttyp 0 ist das Gluten. Dieses Klebereiweiß kommt in Getreide (z.B. Weizen und Roggen) vor. Das Gluten stört den Insulinstoffwechsel und verhindert, dass Nährstoffe optimal verarbeitet werden. Diese setzen sich dann als Depotfett ab. Wenn Sie also diese Getreidesorten konsequent meiden, wird sich rasch eine Gewichtsreduktion einstellen. Auch einige Arten von Bohnen und Hülsenfrüchten wirken sich negativ auf das Körpergewicht bei Blutgruppe 0 aus. Die Lektine in Linsen und Kidneybohnen beispielsweise können das Muskelgewebe in einen basischen Zustand versetzen. Gerade der 0-Typ braucht aber ein leicht saures Milieu im Muskel, um Kalorien optimal zu verbrennen.

Ideal bei Blutgruppe 0
Gemüse: Grünkohl – Spinat – Brokkoli
Fisch – Meeresfrüchte
Fleisch: Lamm – Rind
Wild: Hirsch – Reh
Innereien: Leber

Vermeiden bei Blutgruppe 0
Weizen – Roggen – Mais – Linsen – Kidneybohnen – Weißkohl – Rosenkohl – Blumenkohl

Abnehmen mit Blutgruppe A

Vermeiden Sie Fleisch, wenn Sie abnehmen wollen. Menschen mit der Blutgruppe A haben nur wenig Magensäure und können Fleisch daher nur langsam verdauen. Im Gegensatz zum Bluttyp 0 wird Fleisch nicht vollständig in Energie umgesetzt, sondern als Fettreserve gespeichert. Durch den Verzehr von Fleisch wird dem Menschen mit Blutgruppe A also mehr Energie entzogen (für die Verdauung), als ihm beispielsweise für Bewegung zugeführt wird. Das Ergebnis ist, dass Sie sich nach einer Fleischmahlzeit müde und abgespannt fühlen. Außerdem können bei der Blutgruppe A als Folge eines verlangsamten Stoffwechsels Ödeme (Wassereinlagerungen im Gewebe) auftreten.

Auch Milch und Milchprodukte gehören zu den Lebensmitteln, die Sie vermeiden sollten. Die Milch stört den Insulinstoffwechsel und verhindert so, dass Nährstoffe optimal umgesetzt werden.

Im Allgemeinen bekommen Ihnen Getreideprodukte besonders gut. Doch essen Sie Weizen nur in kleinen Mengen, da dieses Nahrungsmittel auch Ihnen bei übermäßigem Verzehr Probleme bereitet. Die Muskulatur beim Bluttyp A kann dann sauer reagieren. Im Gegensatz zum Typ 0 brauchen Menschen der Blutgruppe A aber basisches Muskelgewebe, um leistungsfähig zu sein.

Ideal bei Blutgruppe A

Ananas – Gemüse – Früchte – Sojaprodukte – Olivenöl

Vermeiden bei Blutgruppe A

Fleisch – Kidney- und Limabohnen – Milchprodukte – zu viel Weizen

Diätvorschläge für Blutgruppe B

Menschen mit Blutgruppe B sollten Buchweizen, Sesamsamen, Linsen, Mais und Erdnüsse meiden. Diese Produkte können den Blutzuckerspiegel negativ beeinflussen. Eine weitere Ursache für Gewichtsprobleme beim Bluttyp B ist wie beim Typ 0 das Gluten (Klebereiweiß). Gluten kommt in Getreide (z.B. Weizen und Roggen) vor; es stört im Körper den Insulinstoffwechsel und verhindert, dass Nährstoffe optimal umgesetzt werden. Diese setzen sich dann als

Depotfett ab. So dramatisch wie bei der Blutgruppe 0 ist der Effekt allerdings nicht. In Verbindung mit Erdnüssen, Mais, Sesam, Buchweizen oder Linsen ist das Ergebnis aber das gleiche. Verzichten Sie also unbedingt auf diese Produkte.
Im Gegensatz zur Blutgruppe A vertragen Sie Milch und Milchprodukte sehr gut. In Maßen genossen helfen sie Ihnen sogar bei der Gewichtsreduktion, da Ihr Stoffwechsel damit gut funktioniert und alle Nährstoffe optimal umgesetzt werden.

Ideal bei Blutgruppe B

Eier
Magermilcherzeugnisse
Leber
Blattgemüse

Vermeiden bei Blutgruppe B

Buchweizen – Erdnüsse – Linsen – Mais – Sesamsamen – Weizen

Tipps für Blutgruppe AB

Zwar verträgt der Typ AB Fleisch, doch hat er wie der Bluttyp A eine geringe Magensäurekonzentration. Das führt dazu, dass die Verdauung von Fleisch unnötig Energie kostet und zu Fettpölsterchen führt. Für Buchweizen, Mais und Sesamsamen gilt das Gleiche wie bei Bluttyp B. Diese Produkte können den Blutzuckerspiegel negativ beeinflussen. Aus diesem Grund sollten Sie auch Kidney- und Limabohnen meiden. Die Auswirkungen von Weizen sind nicht so gravierend wie beim 0- oder B-Typ. Wenn Sie aber eine rasche Gewichtsreduktion anstreben, sollten Sie auf Weizen verzichten.

Ideal bei Blutgruppe AB

Ananas – basisches Obst – Fisch und Meeresfrüchte – grünes Gemüse – Milcherzeugnisse – Tofu

Vermeiden bei Blutgruppe AB

Buchweizen – Kidney- und Limabohnen – Mais – Sesamsamen – Nüsse – Fleisch – Weizen

Bewegung ist wichtig

Bei den meisten Naturvölkern sind Probleme mit dem Körpergewicht oder Diäten unbekannt. Auch unsere Vorfahren haben sich um ihr Körpergewicht gewiss keine großen Sorgen gemacht. Denn das Nahrungsangebot war meist begrenzt und längere Hungerperioden waren nicht selten.

Ein bewegtes Leben

Viel Bewegung war für unsere Vorfahren keine Ausnahme, sondern der Normalfall. Daher war ihr Körper meist schlank und muskulös. Je nachdem, ob Jagd oder Ackerbau die Lebensgrundlage bildeten, waren unterschiedliche Muskelgruppen besonders gut ausgebildet. Es kann als gesichert gelten, dass unsere Vorfahren im Schnitt mehr Muskelmasse hatten als wir. Aus einer größeren Muskelmasse resultiert übrigens ein erhöhter Nährstoffbedarf. Daher konnten unsere Vorfahren wesentlich mehr essen als wir, ohne dick zu werden. Hinzu kam, dass sie sich mehr bewegten und dadurch natürlich auch mehr Kalorien verbrauchten.

Bewegung war, wie gesagt, für unsere Vorfahren lebensnotwendig. Der moderne Mensch hingegen muss sich bei der Nahrungsbeschaffung kaum bewegen. Wir arbeiten meist im Sitzen und kaufen Lebensmittel bequem im Supermarkt. Nach der Arbeit sitzen viele von uns lieber gemütlich auf dem Sofa, als etwas für die Muskulatur zu tun. Das verhindert nicht nur eine sinnvolle Verwertung von Kalorien, sondern fördert gleichzeitig noch die unkontrollierte Aufnahme von Nahrungsmitteln, da vielen beispielsweise ein Fernsehabend ohne Knabbereien oder kalorienreiche Getränke undenkbar erscheint.

Deshalb werden wir dick
Bewegungsarme Lebensweise, d. h. niedriger Kalorienverbrauch.
Wenig ausgeprägter Muskelapparat, d. h. niedriger Grundumsatz.
Nahezu ständige Verfügbarkeit aller Arten von Lebensmitteln, d. h. keine »natürlichen Fastenzeiten«.

Muskulatur stützt den Körper

Ein muskulöser Körper sieht nicht nur besser aus, er ist in der Regel auch gesünder als ein untrainierter. Denn eine verkümmerte Skelettmuskulatur führt nicht nur zu einem geringen Grundumsatz des Stoffwechsels. Die fehlende Unterstützung durch die Muskeln kann in vielen Fällen schmerzhafte Erkrankungen und Fehlbildungen an Knochen und Gelenken zur Folge haben. Rückenschmerzen und Bandscheibenvorfälle, die viele Menschen plagen, sind häufig das Resultat einer unzureichend ausgebildeten Rückenmuskulatur. Immer jüngere Menschen erleiden einen Bandscheibenvorfall nicht zuletzt deshalb, weil sie sich schon als Kinder lieber mit Computerspielen beschäftigten als mit Sport.

Tipp

Laufen, Radfahren oder Schwimmen sind ideale Sportarten, wenn Sie nur wenig Zeit für den regelmäßigen Muskelaufbau haben, denn dabei werden viele Muskelgruppen gleichzeitig trainiert.

Tipp

Übertreiben Sie es nicht. Sport soll Spaß machen. Ein bisschen Muskelkater ist da völlig in Ordnung. Man sollte sich aber nicht total verausgaben, da Gesundheitsschäden die Folge sein können.

Tipp

Trainieren Sie nicht nur die Muskulatur, sondern auch das Herz-Kreislauf-System. Besonders gut geeignet sind dafür Ausdauersportarten wie Aerobic, Schwimmen oder Joggen.

Tipp

Treiben Sie zusammen mit Ihrer Familie Sport. Das verbindet Kinder und Eltern und die gemeinsame Freizeit wird sinnvoll genutzt.

Tipp

Wenn Sie unsicher sind, welcher Sport für Sie der richtige ist, lassen Sie sich beraten oder werfen Sie einen Blick auf die Seiten 36 und 37. Wenn Sie bereits etwas älter sind oder schon länger nichts für Ihren Körper getan haben, ist ein Arztbesuch empfehlenswert.

Die richtige Sportart

Im Laufe der Geschichte hat sich das Bewegungsverhalten des Menschen ebenso verändert wie die Ernährung, das Immunsystem und die Blutgruppe. Das Bewegungspensum eines Ackerbauern ist ein völlig anderes als das eines Jägers, der mit einem Speer bewaffnet einem Tier hinterherhetzen muss. In der heutigen Zeit entspricht unser Pensum an Bewegung in den wenigsten Fällen dem unserer Vorfahren. Es passt meist auch nicht zu unserem Blutgruppentyp. Denn wie bei der Ernährung gibt es auch beim Sport Faktoren, die durch die Blutgruppe bestimmt werden und denen man Rechnung tragen sollte. Zwar können wir unsere Blutgruppe nicht verändern, doch dürfte es nicht allzu schwer fallen, unser Bewegungspensum an unseren Bluttyp anzupassen. Wir müssen zwar heute nicht mehr durch die Steppe nach Beute jagen, aber wir können uns durch Sport, der unseren Bedürfnissen entspricht, fit und gesund halten.

Blutgruppe 0 – Der Läufer

Menschen mit Blutgruppe 0 tragen die Gene der Jäger und Sammler in sich. Vor Urzeiten zogen diese durch die Savannen Afrikas – immer auf der Suche nach proteinreicher Nahrung. Beute musste in einem Überraschungsangriff blitzschnell erlegt oder zu Tode gehetzt werden. Dies war natürlich mit großen Kraftanstrengungen verbunden. Für den Bluttyp 0 sind Ausdauersportarten wie Aerobic, Joggen und Radfahren genau das Richtige. Auch alle Wettkampfsportarten, die Kraft und Geschicklichkeit erfordern, sowie Kampfsport liegen Menschen mit Blutgruppe 0.

Blutgruppe A – Ausdauer ist Trumpf

Der Bluttyp A hat seine Blutgruppe von hart arbeitenden Ackerbauern geerbt, die in großen sozialen Verbänden lebten. Daher sind für ihn vor allem Ausdauersportarten geeignet. Kampf- und Wettbewerbssportarten liegen Menschen mit Blutgruppe A weniger.

Blutgruppe B – Sport for fun

Die Vorfahren der Menschen mit Blutgruppe B zeichneten sich durch Ihre Zähigkeit aus. Sie mussten in den kargen Landstrichen an den Hängen des Himalaja zurechtkommen. Für den Typ B eignen sich daher Ausdauersportarten wie Joggen oder Radfahren sehr gut. Wettkampfsportarten, bei denen es nur um Leistung geht, liegen diesem Typ aber weniger – Menschen mit Blutgruppe B betreiben Sport aus Freude an der Bewegung.

Blutgruppe AB – Entspannung tut gut

Entspannende Sportarten sind Favoriten von Menschen der Blutgruppe AB. Leistungsorientierter Sport, Wettkampfsportarten oder gar Kampfsport liegen dem Bluttyp AB überhaupt nicht. Wenn Sie dieser Blutgruppe angehören, sollten Sie ruhige und sanfte körperliche Aktivitäten wählen. Tai Chi, Yoga, isometrische Übungen oder Wandern sind genau das Richtige. Wenn Sie sich nicht genug gefordert fühlen, können Sie auch tanzen oder Rad fahren.

Günstige Sportarten für Blutgruppe 0

Leichtathletik – Mannschaftssportarten – Kampfsportarten – Joggen – Skiwandern – Tennis

Ideale Sportarten für Blutgruppe A

Radfahren – Schwimmen – Yoga – Aerobic – Tanzen – Golf – Gymnastik (z. B. Stretching)

Sportarten für Blutgruppe B

Joggen– Radfahren – Triathlon – Rudern – Bergwandern

Ausgleichende Sportarten für Blutgruppe AB

Tai Chi – Yoga – Golf – Tanzen – Aerobic – Stretching – Radfahren – schnelles Gehen – Schwimmen – Wandern

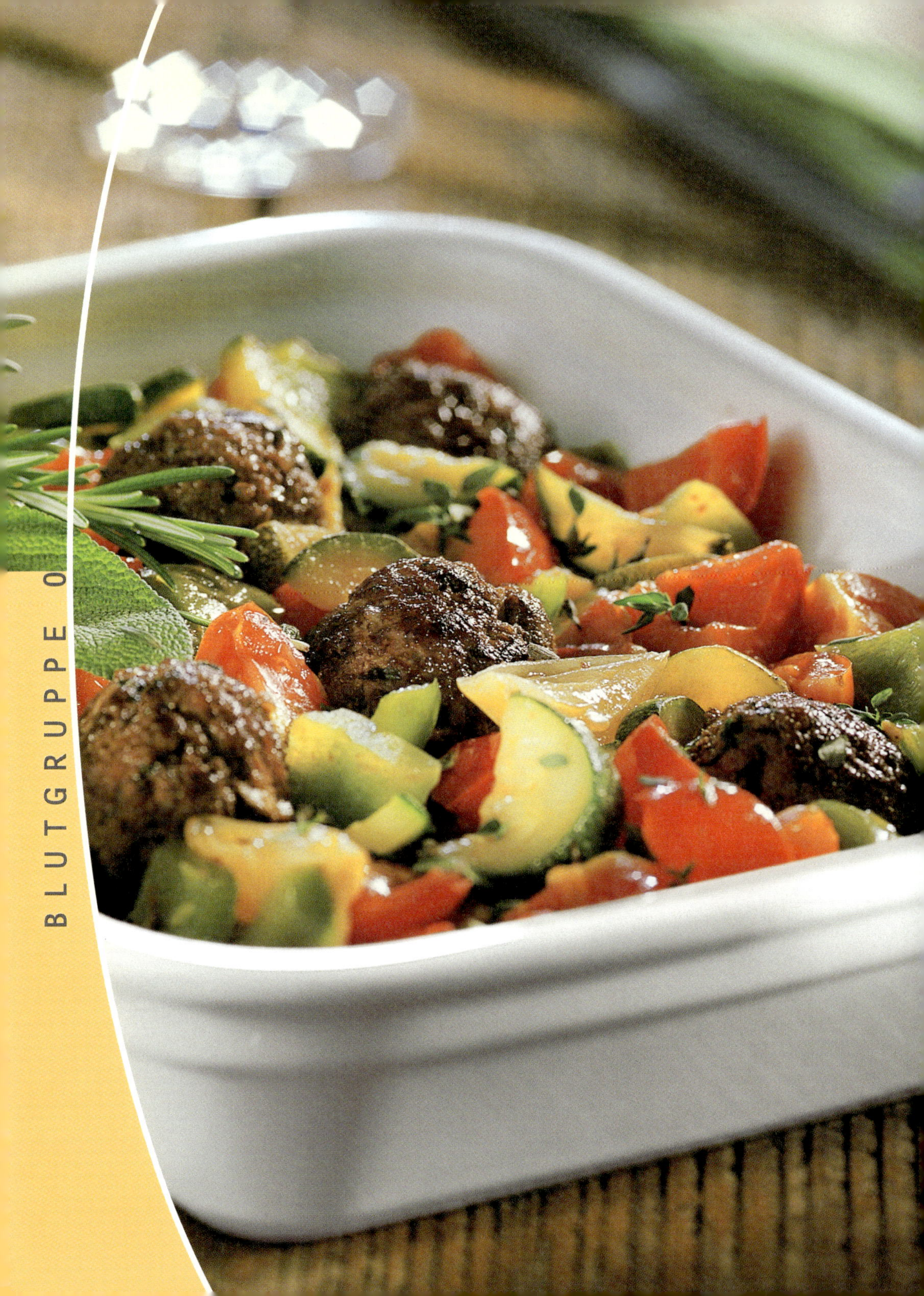

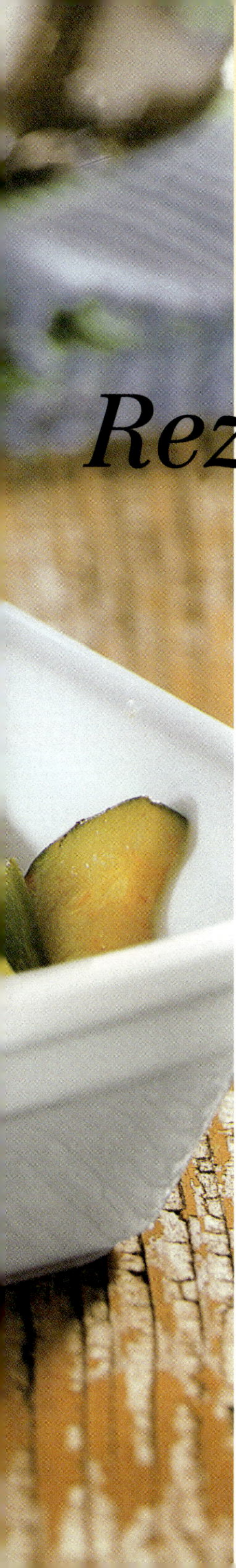

Rezepte für Blutgruppe 0

Als Abkömmling der Jäger und Sammler vertragen Sie tierisches Eiweiß sehr gut. Getreide und Milchprodukte bekommen Ihnen hingegen weniger. Auf den folgenden Seiten finden Sie viele schmackhafte Gerichte, die genau auf Ihre Blutgruppe abgestimmt sind und die Ihnen daher besonders gut bekommen. Egal, ob ein vitalisierendes Frühstück, leichte Vorspeisen oder köstliche Hauptgerichte: Es erwartet Sie eine große Auswahl.

Fit in den Tag

Obstsalat

- Aus den geeigneten Früchten (siehe Tabelle S. 121) herstellen, mit Ahornsirup oder Honig süßen, mit gehackten Wal-, Hasel-, Hickory-, Macadamia- oder Pekannüssen – Mandeln – Sonnenblumen- oder Pinienkernen, getrockneten Feigen – Pflaumen – Rosinen oder Sesamsamen bestreuen und mit Zitronensaft abschmecken.

Müsli

- Aus Dinkel – Gerste – Haferflocken – Früchten – Honig oder Ahornsirup und gehackten Mandeln, Rosinen (siehe Tabellen S. 121, 122, 123) mischen. Das Getreide mit Wasser aufkochen und 30 Minuten quellen lassen, dann die Zutaten nach Geschmack untermischen.

Möhren-Apfel-Rohkost

- Die Möhren in Scheiben und den Apfel in Stücke schneiden und mit etwas Zitronensaft abschmecken. Varianten aus geeigneten Gemüsen und Früchten (siehe Tabellen S. 119, 120, 121) zusammenstellen.

Weitere tolle Frühstücksideen
Wassermelone in Würfel schneiden. Gebratene oder gegrillte Entenbrust dünn aufgeschnitten, als Variante Hühnerbrust servieren
Roggentoast mit Kräuterrührei
Milchreis mit Sojamilch und geeigneten Früchten
Dinkelbrot mit Feta und Kräutern
Knäckebrot mit Tofu und in feine Ringe geschnittenen Frühlingszwiebeln
Roggenbrot mit Feta-Olivenaufstrich (Rezept siehe S. 47), schmeckt auch zu Gemüsesticks, auf Gurken- oder Apfelscheiben angerichtet
Mozzarella mit Tomaten und Basilikum

Brotauswahl

Essener Brot – Dinkelbrot – Glutenfreies Brot – Hirsebrot – Knäckebrot – Sojabrot –Roggenbrot (siehe Tabellen S. 121, 122)

Brotbelag

Herzhaft: Butter – Mozzarella – Schafskäse (Feta) – Tofu – Ziegenkäse – Tomaten – Paprikaschoten – Möhren – Gurken – Kräuter – Brunnenkresse – Frühlingszwiebeln usw. (siehe Tabellen S. 119, 120, 122), geeignete Nahrungsmittel

Süß: Honig sowie Konfitüren und Gelees aus geeigneten Früchten (siehe Tabelle S. 121)

Eier

Gekochte Eier – Eier im Glas – Rühreier – Kräutereier – Frühlingsomelette mit Gemüse und Kräutern aus geeigneten Nahrungsmitteln (siehe Tabellen S. 119, 120, 122); Knoblauch – Petersilie – Zwiebeln. Neutrale Gemüse und Salate sind: Austernpilze – Endiviensalat – Gurken – Eisbergsalat – Paprikaschote – Spargel – Tomaten

Getränke

Grüner Tee – Kräutertees: Hagebutten – Pfefferminze – grüne Minze – Salbei – Kamille – Baldrian – Holunder (siehe Tabelle S. 125)

Frucht- und Gemüsesäfte

Ideal sind: Ananas – Kirsch- und Pflaumensaft. Neutral sind: Aprikosen – Grapefruit – Papaya – Preiselbeere – Trauben – Tomatensaft mit Zitrone und Gemüsesäfte (siehe Tabelle S. 123)
Saftcocktails: Apfel-Traubensaft – Apfel-Möhren – Ananas-Aprikosen-Drink

Früchte

Ideal sind Feigen – Pflaumen und Zwetschgen sowie neutrale Sorten (siehe Tabelle S. 121)

Milchprodukte

Neutral sind: Butter – Mozzarella – Schafskäse – Ziegenkäse (siehe Tabelle S. 122)

Leichte Vorspeisen

Eisbergsalat mit Mangos

1 Portion enthält:
982 Kilojoule
235 Kilokalorien
18 g Fett
4,1 g Eiweiß
14 g Kohlenhydrate
2,8 g Ballaststoffe

1 kleiner Eisbergsalat, 2 reife Mangos, 1 hart gekochtes Ei, 1 Bund Radieschen

Für die Salatsauce:
2 EL Zitronensaft, 2 EL Wasser, 4 EL Olivenöl, rote frisch gemahlene Pfefferkörner, 1 Prise Jodsalz, 1 Prise Zucker, 1 EL gehackte Kräuter (Petersilie, Schnittlauch etc.)

Zubereitungszeit: etwa 25 Min.

- Den Salat waschen, in Streifen schneiden und abtropfen lassen.
- Die Mangos schälen, entkernen und in Würfel schneiden.
- Das Ei schälen und wie die gewaschenen und geputzten Radieschen in Scheiben schneiden.
- Alle Zutaten dekorativ in einer Glasschüssel anrichten.
- Aus den angegebenen Zutaten eine Salatsauce rühren und unter den Salat mischen.

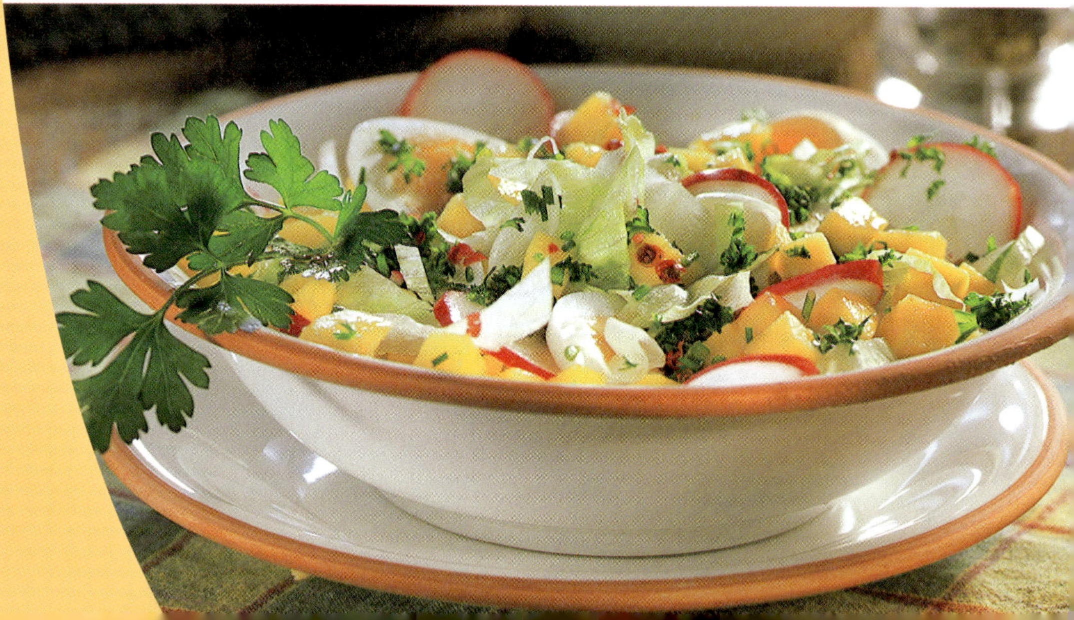

Frischkost mit Tofu

1 Portion enthält:

965 Kilojoule
230 Kilokalorien
11,4 g Fett
7,7 g Eiweiß
23,1 g Kohlenhydrate
5,1 g Ballaststoffe

250 g Möhren, 50 g Rosinen, 50 g Kürbiskerne, 125 g Tofu, 1 EL Olivenöl, 1 TL Honig, Saft von ½ Zitrone, 1 Prise Ingwer, etwas Koriander

Zubereitungszeit: etwa 25 Min.

- Die Möhren schälen und fein reiben.
- Die Rosinen kurz in warmem Wasser einweichen, die Kürbiskerne grob hacken.
- Den Tofu grob zerkleinern und mit Öl, Honig, Zitronensaft und den Gewürzen abschmecken. Alle Zutaten mischen und einige Minuten ziehen lassen.

Feta-Obst-Salat

1 Portion enthält:

1550 Kilojoule
370 Kilokalorien
35 g Fett
18 g Eiweiß
15 g Kohlenhydrate
1,2 g Ballaststoffe

Für die Salatsauce:
2 EL Zitronensaft, Salz, 2 EL Olivenöl

Außerdem:
50 g Schafskäse (Feta), 125 g Weintrauben, 1 Aprikose, 50 g Feldsalat, einige gehackte Walnüsse

Zubereitungszeit: etwa 25 Min.

- Aus den angegebenen Zutaten eine Salatsauce rühren.
- Den Feta in Würfel schneiden.
- Die Trauben waschen, halbieren, entkernen. Die Pflaumen waschen, halbieren, entsteinen und in Streifen schneiden.
- Den Salat putzen und waschen. Alles mit den Walnüssen mischen und mit der Salatsauce beträufeln.
- Mit Dinkelbrotscheiben servieren.

Rohkost mit Buchweizenkörnern

1 Portion enthält:
915 Kilojoule
219 Kilokalorien
6,6 g Fett
4,2 g Eiweiß
34,5 g Kohlenhydrate
5,1 g Ballaststoffe

100 g Buchweizen (ganz)

Für die Sauce:
4 EL fettarme Majonäse, 4 EL Zitronensaft,
1 Prise Jodsalz, 1 Prise Zucker

Außerdem:
250 g Möhren, 2 Äpfel, 2 Kohlrabi,
1–2 EL Zitronensaft

Zubereitungszeit: etwa 35 Min.

- Den Buchweizen etwa 15 Minuten in kaltem Wasser einweichen, gut abspülen, abtropfen und trocknen lassen.
- Die Buchweizenkörner in einer beschichteten Pfanne unter ständigem Rühren bräunen.
- Für die Sauce die Majonäse mit dem Zitronensaft vermischen und mit Salz und Zucker abschmecken.
- Möhren, Äpfel und Kohlrabi schälen, waschen, abtropfen lassen und in dünne Stifte schneiden (oder grob raspeln).
- Mit dem Zitronensaft beträufeln und mit den gerösteten Buchweizenkörnern vermischen.
- Die Sauce erst kurz vor dem Servieren unterheben.

Tipp

Gemüse und Kräuter wie z. B. Tomatenscheiben mit Basilikum oder Frühlingszwiebeln bestreut, als alternativen Brotbelag ausprobieren. Gemüse und Kräuter enthalten viel Vitamine, Mineralstoffe und Ballaststoffe. Sie machen satt, schmecken gut und eignen sich auch hervorragend als Ersatz für Butter unter Fleisch oder Käse.

Knackiger Frühlingssalat

1 Portion enthält:

1435 Kilojoule
342 Kilokalorien
25,0 g Fett
22,5 g Eiweiß
4,8 g Kohlenhydrate
2,2 g Ballaststoffe

Zutaten für 2 Personen

2 Stauden Chicorée, einige Salatblätter, 2 Tomaten, 100 g in dünne Scheiben geschnittene Hühnerbrust, 100 g Schafskäse (Feta)

Für die Salatsauce:

2 EL Rotwein, 2 EL Olivenöl, 1 EL Wasser, frisch zerstoßene rote Pfefferkörner, 1 Prise Jodsalz, 1 Prise Zucker, 1 EL gehackte Kräuter, z. B. Petersilie, Schnittlauch

Zubereitungszeit: etwa 20 Min.

- Den Chicorée und die Salatblätter putzen, waschen und abtropfen lassen.
- Den Chicorée in einzelne Blätter zerteilen und mit den Salatblättern, der in Scheiben geschnittenen Tomate kreisförmig auf zwei Tellern anrichten.
- In die Mitte den in Würfel geschnittenen Feta und die gerollten Hühnerbrustscheiben geben.
- Die Zutaten für die Salatsauce zusammenrühren und über den Salat gießen.

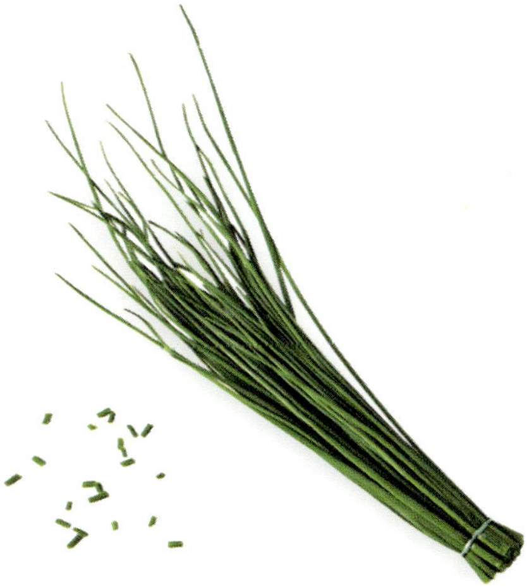

Artischocken mit Knoblauch-Vinaigrette

1 Portion enthält:
1014 Kilojoule
242 Kilokalorien
20,4 g Fett
6,3 g Eiweiß
8,3 g Kohlenhydrate
28,0 g Ballaststoffe

4 große Artischocken

Für die Knoblauchsauce:
2 Knoblauchzehen, Saft von ½ Zitrone,
8 EL Wasser, 1 Prise Zucker, 4 EL Olivenöl,
50 g fettarme Majonäse

Zubereitungszeit: etwa 50 Min.

- Die Artischocken putzen, den Stiel etwas kürzen und kopfüber in kochendem Wasser ca. 30–40 Minuten, je nach Größe kochen.
- In der Zwischenzeit die Vinaigrette aus den angegeben Zutaten rühren und abschmecken. Die Knoblauch-Vinaigrette auf vier Schälchen aufteilen.
- Von der Artischocke von unten beginnend einzelne Blätter ablösen und in die Vinaigrette tauchen. Mit den Zähnen den fleischigen Blattansatz abziehen.
- Vom Artischockenboden den Bart lösen, den Boden in Stücke zerteilen und mit der Sauce genießen.

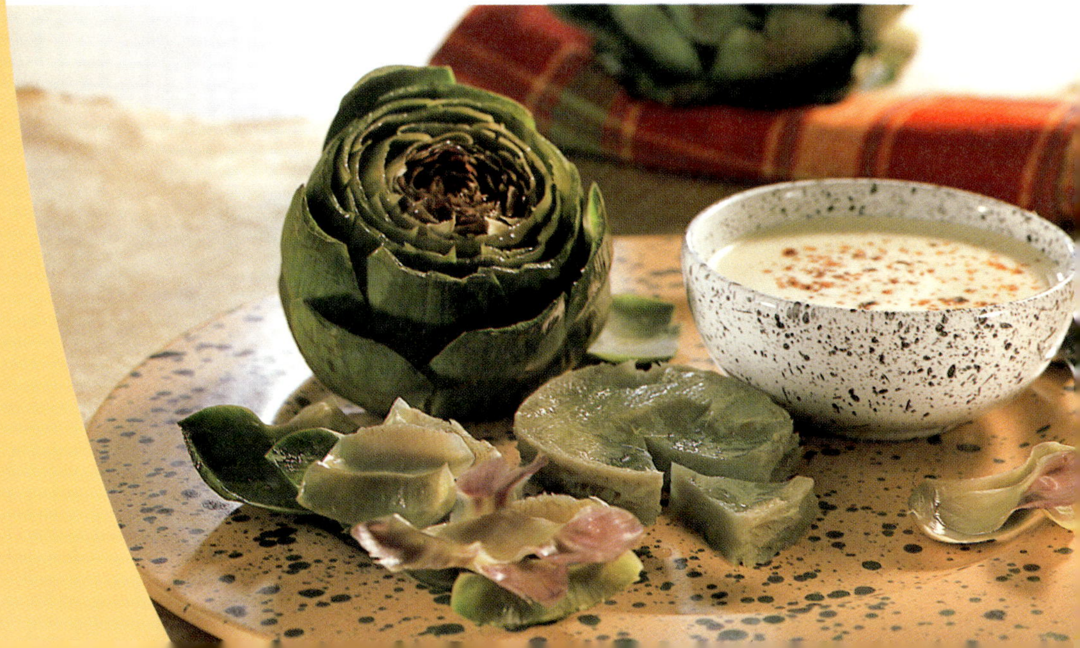

Löwenzahnsalat mit Putenbruststreifen

1 Portion enthält:

636 Kilojoule
152 Kilokalorien
12,5 g Fett
6,3 g Eiweiß
3,6 g Kohlenhydrate
1,0 g Ballaststoffe

100 g Putenbrust, 1 EL Olivenöl,
125 g Löwenzahnblätter oder Rucolasalat

Für die Salatsauce:
2 EL Olivenöl, 2 EL Zitronensaft,
1 EL Wasser, 1 Prise Jodsalz, 1 Prise Zucker,
1 EL kleingeschnittener Schnittlauch,
1 EL klein gehackte Petersilie

Zubereitungszeit: etwa 35 Min.

- Die Putenbrust in Streifen schneiden und in Olivenöl braten, warm stellen.
- Die Löwenzahnblätter waschen und gründlich schleudern bis sie trocken sind.
- Die Salatsauce aus den angegebenen Zutaten zusammenrühren.
- Den Salat in eine Schüssel geben, die Sauce darüber gießen und die Putenstreifen darauf legen. Sofort servieren.

Feta-Olivenaufstrich

1 Portion enthält:

583 Kilojoule
139 Kilokalorien
14,6 g Fett
2,3 g Eiweiß
0,2 g Kohlenhydrate
0,2 g Ballaststoffe

50 g Schafskäse (Feta),
5 grüne Oliven,
3 EL Olivenöl

Zubereitungszeit: etwa 15 Min.

- Den Feta mit einer Gabel zerdrücken. Die Oliven klein hacken und mit dem Feta und dem Öl vermischen.

Carpaccio von Apfel und Kohlrabi

1 Portion enthält:

2080 Kilojoule
497 Kilokalorien
40,1 g Fett
3,5 g Eiweiß
30,3 g Kohlenhydrate
5,4 g Ballaststoffe

Zutaten für 1 Person

1 Apfel, 1 mittelgroßer Kohlrabi, 1 EL Zitronensaft, 1 Prise Jodsalz, 20 g Mungobohnen- oder Rettichsprossen, 4 EL fettarme Majonäse, 1 TL Zitronensaft, rote, frisch gemahlene Pfefferkörner, 1 EL Olivenöl

Zum Garnieren:

Kerbelblättchen oder Brunnenkresse

Zubereitungszeit: etwa 30 Min.

- Den Apfel vierteln, Kerngehäuse entfernen und in dünne Spalten schneiden.
- Den Kohlrabi gut schälen und in dünne Scheiben schneiden. Die Apfelspalten und die Kohlrabischeiben auf einem Teller anrichten. Mit dem Zitronensaft beträufeln und salzen. Die gewaschenen Sprossen darüber streuen.
- Die Majonäse mit Zitronensaft, Salz, rotem Pfeffer und Olivenöl gut verrühren. Über die Zutaten träufeln und mit gewaschenen Kerbelblättchen oder Brunnenkresse garnieren.

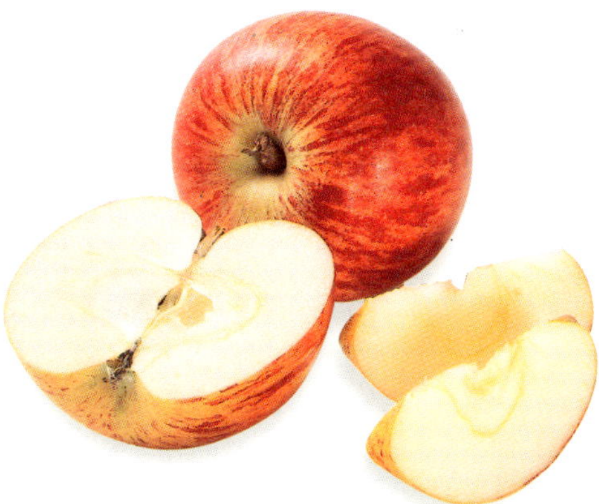

Köstliche Hauptgerichte

Ratatouille mit Fleischbällchen

1 Portion enthält:
1630 Kilojoule
389 Kilokalorien
24,1 g Fett
28,5 g Eiweiß
9,0 g Kohlenhydrate
3,9 g Ballaststoffe

500 g Rinderhackfleisch, 1 Ei, Jodsalz, 1 Bund Petersilie, 2 Zwiebeln, 4 Knoblauchzehen, 2 EL Butter, je 1 grüne und rote Paprikaschote, 2 Zucchini, 250 g Cocktailtomaten, $\frac{1}{8}$ l Fleischbrühe, $\frac{1}{8}$ l Weißwein, 1 Prise Zucker, 1 EL Kräuter der Provence, 1 TL gemahlene Korianderkörner

Zubereitungszeit: etwa 60 Min., Foto Seite 38

- Aus Hackfleisch und Ei einen Fleischteig herstellen. Mit Salz und der gewaschenen, gehackten Petersilie abschmecken.
- Die Zwiebeln und Knoblauchzehen schälen und würfeln. Einen Teil der Zwiebeln unter den Fleischteig mischen, dann kleine Fleischbällchen formen und in Butter braten. Die Fleischbällchen beiseite stellen.
- Die Paprikaschoten putzen, waschen, halbieren, entkernen und in Stücke schneiden. Die Zucchini und Tomaten waschen, dann in Scheiben schneiden. Zwiebeln, Knoblauch, Paprikaschoten, Zucchini und Tomaten in dem Bratenfett andünsten.
- Mit Fleischbrühe und Wein aufgießen, dann mit Zucker, Kräutern und Koriander abschmecken. 20 Minuten schmoren lassen.
- 5 Minuten vor Ende der Garzeit die Fleischbällchen wieder zugeben und mit erhitzen. Mit Naturreis heiß servieren.

Variante

Statt der Fleischbällchen geeigneten frischen Seefisch wie z. B. Kabeljau, Heilbutt, Lachs, Seehecht oder Seezunge verwenden, auch Garnelen, Flusskrebse, Krabben oder Hummer schmecken hervorragend in der Kombination mit der Ratatouille. Die Fischfilets erst 5 Minuten vor Garende zugeben, die Meeresfrüchte 10 Minuten vorher.

Mexikanischer Bohnentopf

1 Portion enthält:

2848 Kilojoule
497 Kilokalorien
30,4 g Fett
65,4 g Eiweiß
35,3 g Kohlenhydrate
12,2 g Ballaststoffe

350 g Adzukibohnen (rote Sojabohnen), 1 Zwiebel, 1 l Wasser, 600 g mageres Rindfleisch, 2 Zwiebeln, 4 Knoblauchzehen, 2 grüne Paprikaschoten,2 EL Olivenöl, 1 rote Chilischote, 500 g Fleischtomaten, 1 EL gekörnte Rindfleischbrühe, ½ TL Thymian, 1 EL edelsüßer Paprika, Jodsalz

Zubereitungszeit: etwa 90 Min.

- Die Bohnen über Nacht in Wasser einweichen, dann das Wasser abgießen.
- Die Bohnen mit der geschälten, geviertelten Zwiebel in dem Wasser ca. 20 Minuten kochen, dann abgießen und beiseite stellen.
- Das Fleisch waschen und in feine Streifen schneiden. Die Zwiebeln und die Knoblauchzehen schälen und würfeln.
- Die Paprikaschoten waschen, entkernen und in Streifen schneiden.
- Das Öl in einem Topf erhitzen, Fleisch, Zwiebeln, Knoblauchzehen und die Paprika dazugeben, 10 Minuten dünsten.
- Die Chilischote waschen, entkernen und fein hacken.
- Die Tomaten kurz in kochendes Wasser tauchen, häuten, vierteln, entkernen und in grobe Stücke teilen.
- Die Tomaten und Chilischote zugeben, ebenso die Bohnen mit dem Kochwasser. Mit der gekörnten Rindfleischbrühe, Thymian, Paprika und Salz würzen, zugedeckt 30 Minuten köcheln lassen.

Variante

Die Adzukibohnen gegen Pinto-, rote, weiße, dicke Bohnen (Puffbohnen) oder einen Bohnenmix aus den geeigneten Bohnen austauschen. Das Rindfleisch durch Rinderhackfleisch ersetzen.

Tipp

Knoblauch schmeckt wesentlich milder, wenn der grüne Keim entfernt wird.

Orientalischer Okra-Auflauf

1 Portion enthält:
2206 Kilojoule
526 Kilokalorien
38,8 g Fett
41,4 g Eiweiß
3,8 g Kohlenhydrate
1,6 g Ballaststoffe

500 g Kalbfleisch, 2 Zwiebeln, 2 Knoblauchzehen, 500 g Okraschoten, ¼ l Kalbs- oder Rinderbrühe, 2 Fleischtomaten, 5 EL Olivenöl, Jodsalz

Für die Form:
1 EL Butter

Außerdem:
100 g Schafskäse (Feta), 2 Eier, ⅛ l Sojamilch

Zubereitungszeit: etwa 60 Min.

- Das Fleisch waschen, trockentupfen und in Streifen schneiden.
- Die Zwiebeln und die Knoblauchzehen schälen, würfeln bzw. durch die Presse drücken.
- Die Okraschoten putzen und waschen. Die Tomaten kurz in kochendes Wasser tauchen, häuten, vierteln, entkernen und in grobe Stücke teilen.
- Das Öl in einem Topf erhitzen, Zwiebeln, Knoblauch und das Fleisch anbraten, dann die Okras dazugeben. Mit der Brühe aufgießen und alles 10 Minuten dünsten.
- Die Tomaten zufügen und mit Salz abschmecken. Eine feuerfeste Form mit Butter einfetten, das Fleisch mit dem Gemüse einfüllen und den Schafskäse darüber streuen.
- Die Eier mit der Sojamilch verquirlen und über den Auflauf gießen. Im vorgeheizten Backofen bei 180 °C 30 Minuten garen.

Tipp

Okraschoten sondern beim Kochen eine schleimige Flüssigkeit ab, wer dies nicht mag, kann durch kurzes Blanchieren in Essigwasser die Schleimbildung vermeiden oder sie im Ganzen – vor der Verarbeitung – für ein bis zwei Stunden in Zitronenwasser legen.
Die Okras lassen sich auch gegen Lauch oder Brokkoli austauschen.

Tafelspitz mit Meerrettich

1 Portion enthält:
2504 Kilojoule
597 Kilokalorien
32,3 g Fett
74,4 g Eiweiß
2,4 g Kohlenhydrate
1,7 g Ballaststoffe

1 kg Rindfleisch (am besten Lende oder Rosenspitz), Jodsalz, 1 Lorbeerblatt, 1 Zwiebel, 2 Nelken, 1 Bund Suppengrün, frisch geriebener Meerrettich

Zubereitungszeit: etwa 120 Min.

- Das Fleisch kalt abspülen und in 1½ l kochendes Salzwasser geben, das Lorbeerblatt zufügen. Die Zwiebel schälen und mit den Nelken spicken. Das Suppengrün putzen und mit der Zwiebel zugeben, 90 Minuten zugedeckt bei geringer Hitze garen lassen.
- Das Fleisch aus der Brühe nehmen, in Scheiben aufschneiden und mit dem frischgeriebenen Meerrettich und grünem Gemüse wie z. B. Mangold, Spinat oder Lauch servieren.

Tipp

Beim Kochen vom Tafelspitz bleibt eine wunderbare Brühe übrig, diese kann problemlos eingefroren werden. Am besten in verschieden großen Mengen portionieren, z. B. im Eiswürfelbeutel oder in einer Gefrierdose. So hat man dann immer die richtige Menge für eine Sauce oder Suppe zur Verfügung.

BLUTGRUPPE 0

Gefüllte Rinderrouladen

1 Portion enthält:
1098 Kilojoule
262 Kilokalorien
16,8 g Fett
23,7 g Eiweiß
3,7 g Kohlenhydrate
4,0 g Ballaststoffe

4 Rinderrouladen (ca. 400 g), Jodsalz, 4 TL Kräutersenf, 4 Zwiebeln, 500 g Spinat, 2 EL Olivenöl, ¼ l Gemüsebrühe

Zubereitungszeit: etwa 90 Min.

- Die Rouladen leicht klopfen, mit Salz einreiben und mit dem Senf bestreichen.
- Die Zwiebeln schälen und in feine Ringe schneiden. Den Spinat verlesen, waschen und kurz blanchieren.
- Die Zwiebeln mit dem Spinat auf den Rouladen verteilen und leicht salzen.
- Die Rouladen aufrollen, mit Rouladenklammern, Holzspießen oder Garn fixieren.
- Das Öl in einem Topf erhitzen, die Rouladen rundum anbraten, mit der Brühe aufgießen und im geschlossenen Topf 45 Minuten schmoren lassen.
- Die Rouladen herausnehmen. Die Sauce noch etwas einkochen lassen und mit Salz abschmecken.
- Die Rouladen mit Naturreis und einem grünen Blattsalat oder Süßkartoffeln (Bataten) servieren.

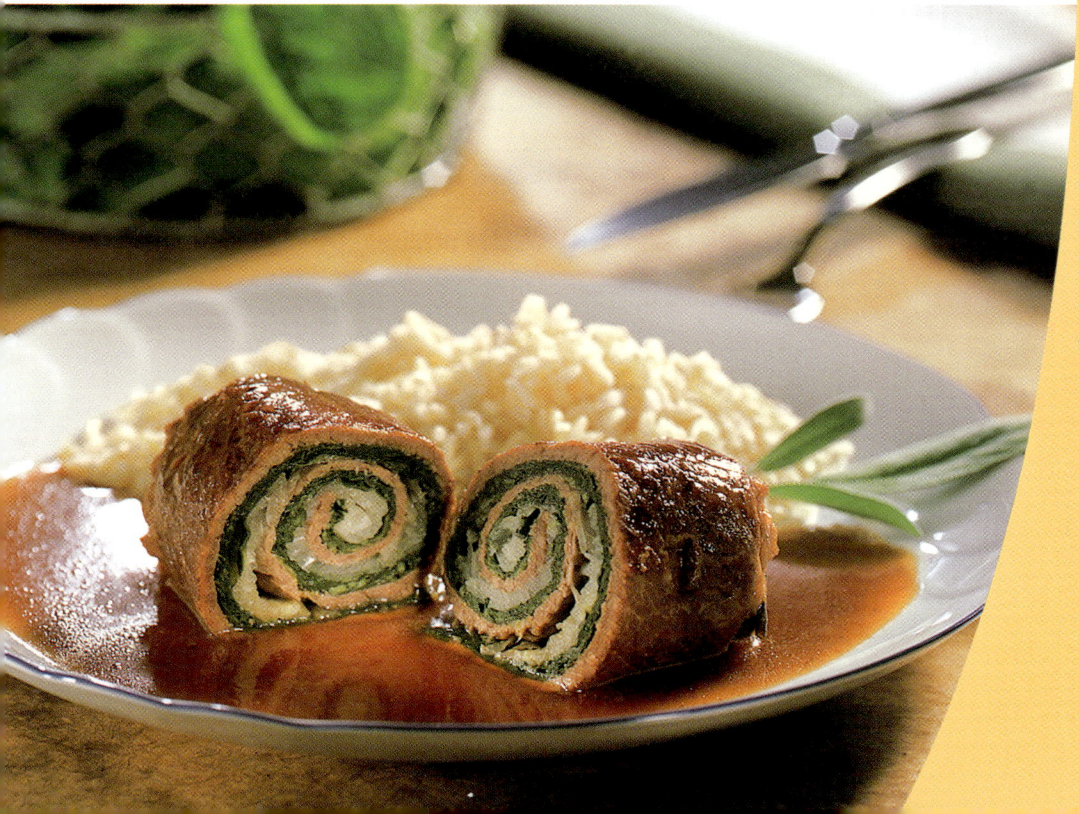

Lammfilet mit Prinzessbohnen

1 Portion enthält:
2858 Kilojoule
681 Kilokalorien
45,1 g Fett
60,8 g Eiweiß
8,8 g Kohlenhydrate
7,6 g Ballaststoffe

8 Lammfilets, 4 EL Olivenöl, 2 Rosmarinzweige, 2 Knoblauchzehen, 1 kg frische Prinzessbohnen, 1½ l Wasser, 1 TL Jodsalz, 1 Bund Bohnenkraut, 4 EL Butter

Zubereitungszeit: etwa 50 Min.

- Den Backofen auf 130 °C vorheizen.
- Die Lammfilets waschen, abtrocknen und im heißen Olivenöl mit dem Rosmarin und den gehackten Knoblauchzehen anbraten. Die Filets in Alufolie einwickeln und im Backofen ca. 8 Minuten garen.
- Die Bohnen putzen und waschen. Das Salzwasser mit dem Bohnenkraut zum Kochen bringen und die Bohnen 10 Minuten garen, dann kalt abschrecken.
- Die Butter in einem Topf erhitzen, die Bohnen nochmals 5 Minuten kochen. Die Bohnen passen auch zu Wild-, Kalb- und Rindfleischgerichten.

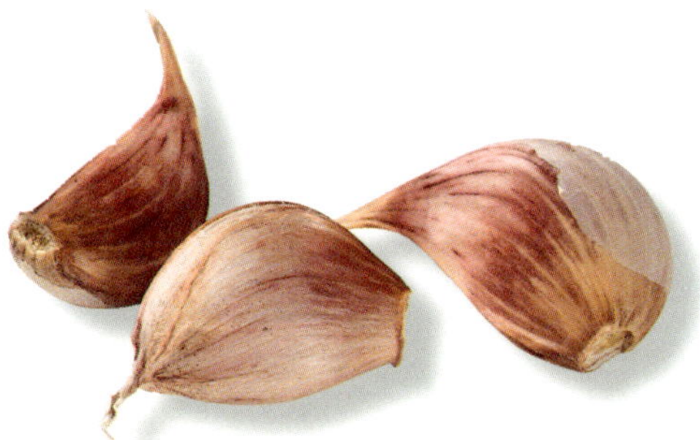

Mangold-Eintopf

1 Portion enthält:

1191 Kilojoule
284 Kilokalorien
9,5 g Fett
38,4 g Eiweiß
7,7 g Kohlenhydrate
3,6 g Ballaststoffe

600 g Truthahnbrustfilet, 2 EL Olivenöl,
3 Knoblauchzehen, 500 g Mangold,
je 1 gelbe und rote Paprikaschote,
1 große Dose Tomaten (800 g),
Jodsalz, Cayennepfeffer,
2 EL Zitronensaft, 1 Prise Zucker,
½ Glas trockener Weißwein

Zubereitungszeit: etwa 40 Min.

- Das Fleisch waschen, trockentupfen und in Stücke teilen.
- Die Fleischteile in das heiße Öl geben und von allen Seiten anbraten.
- Die Knoblauchzehen schälen, durch die Presse drücken und dazugeben.
- Den Mangold waschen und in große Stücke schneiden. Die Paprikaschoten putzen, halbieren, entkernen, waschen und in Stücke teilen.
- Mangold und Paprikaschoten hinzufügen und drei Minuten mitdünsten.
- Die Tomatendose öffnen, die Tomaten herausnehmen und mit dem Saft das Gemüse aufgießen. Mit Salz, Cayennepfeffer, Zitronensaft und Zucker scharfsauer abschmecken.
- Zum Schluss die Tomaten zugeben und mit dem Weißwein abschmecken. Den Eintopf mit Naturreis als Beilage servieren.

Tipp

Mangold wird hauptsächlich in Suppe und Eintopf, mariniert, gedünstet oder gefüllt verwendet. Er hat lange, flache, breite, leicht gerippte Stängel, die mit dicken Adern in ein dunkelgrünes längliches Blatt übergehen, er schmeckt würziger und kräftiger als Spinat. Mangold hat hohen Vitamin-B- und C-Gehalt. Er ist reich an Kalzium, Kalium, Magnesium, Eisen, Jod und Phosphor. Saison ist Mai bis Juli und September bis November.

Feine Fischterrine

1 Portion enthält:
1474 Kilojoule
353 Kilokalorien
11,5 g Fett
34,7 g Eiweiß
15,9 g Kohlenhydrate
5,9 g Ballaststoffe

1 Zwiebel, 2 Knoblauchzehen, 2 EL Butter, $^3/_4$ l Fischfond, $^1/_4$ l trockener Weißwein, 1 Lorbeerblatt, 4 Möhren, 1 Stange Lauch, 1 Fenchelknolle, 500 g Seezungenfilets, 250 g ausgelöste Jakobsmuscheln, 2 EL Pfeilwurzelstärke (Saucenbinder), 2 Eigelbe, Jodsalz

Zubereitungszeit: etwa 40 Min.

- Die Zwiebel und die Knoblauchzehen schälen und würfeln bzw. hacken.
- Die Butter in einem Topf erhitzen und die Zwiebeln mit dem Knoblauch andünsten.
- Mit Fischfond und Weißwein aufgießen. Das Lorbeerblatt hinzufügen, dann zum Kochen bringen.
- Die Möhren schälen und in Scheiben schneiden. Den Lauch putzen, waschen und in Ringe schneiden. Den Fenchel putzen, waschen und in Streifen schneiden.
- Den Fisch waschen, trockentupfen und in 4 cm große Stücke schneiden.
- Das Gemüse in die Fischbrühe geben und 10 Minuten leicht kochen, nach 5 Minuten Fisch und Muscheln zugeben und gar ziehen lassen.
- Die Fischsuppe mit der Stärke anbinden.
- Zum Schluss die verquirlten Eigelbe einrühren und nochmals abschmecken. Die Fischterrine darf nun nicht mehr kochen.

Tipps

Mit einer Mischung aus weißem und wildem Reis servieren.

Sie können die Seezunge gegen einen anderen geeigneten Seefisch austauschen, ebenso die Muscheln gegen geeignete Meeresfrüchte (siehe Tabellen S. 118, 119).

Heilbutt mit Frühlingszwiebeln

1 Portion enthält:
2858 Kilojoule
215 Kilokalorien
9,8 g Fett
25,8 g Eiweiß
5,7 g Kohlenhydrate
1,8 g Ballaststoffe

500 g Heilbutt, 1 TL Jodsalz, 2 EL Olivenöl, 2 Bund Frühlingszwiebeln, 1 Knoblauchzehe, $\frac{1}{8}$ l Fischfond oder Brühe

Zubereitungszeit: etwa 35 Min.

- Das Fischfilet in Würfel schneiden und mit Salz würzen.
- Die Frühlingszwiebeln in Ringe schneiden, die Knoblauchzehe feinhacken.
- Das Öl in einen Wok oder in eine Pfanne geben und die Frühlingszwiebeln und die Knoblauchzehe unter Rühren anbräunen.
- Mit dem Fischfond aufgießen und zum Kochen bringen. Danach den Fisch zugeben und 8 Minuten ziehen lassen. Den Fisch mit den Frühlingszwiebeln anrichten und mit duftendem Basmatireis servieren.

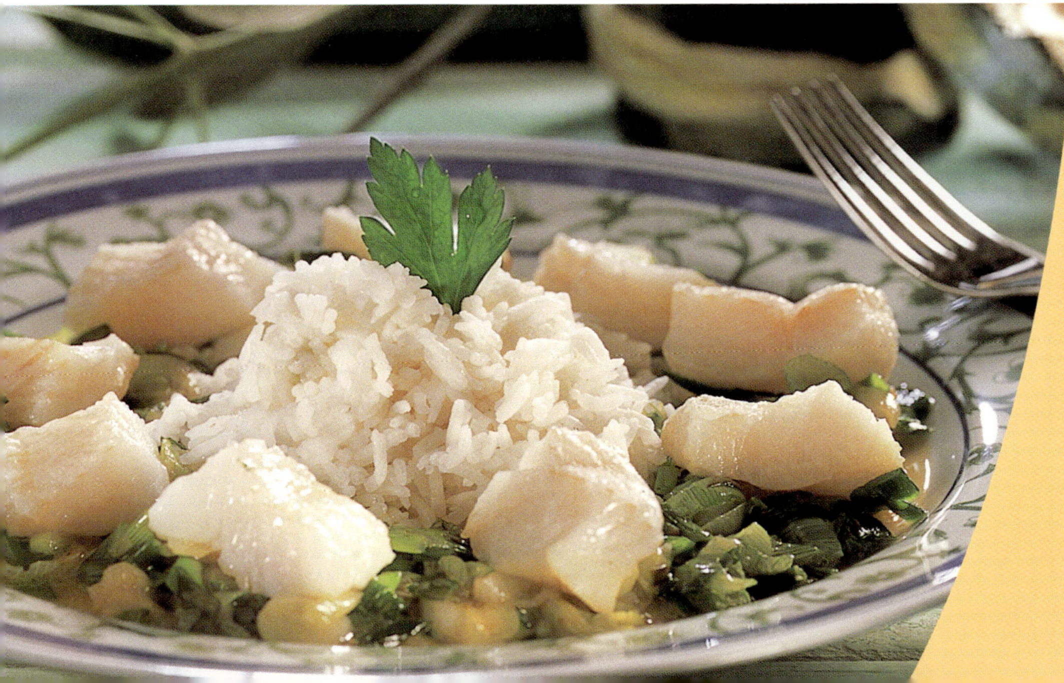

Hecht auf Gemüsebett

1 Portion enthält:

1700 Kilojoule
405 Kilokalorien
16,91 g Fett
43,4 g Eiweiß
7,9 g Kohlenhydrate
5,3 g Ballaststoffe

1 küchenfertiger Hecht (1,5 kg), 1 Zitrone, Jodsalz

Für den Gemüsesud:
1 Zwiebel, 2 Stangen Lauch, 2 Möhren, ¼ Sellerieknolle, 6 EL Olivenöl, 1 l Wasser, ¼ l Weißwein, Jodsalz, 2 EL Fischgewürz, je 1 Bund Dill und Petersilie, ½ Bund Estragon

Zubereitungszeit: etwa 60 Min.

- Den Hecht unter kaltem Wasser abspülen und trockentupfen. Die Zitrone auspressen und den Saft über den Hecht träufeln. Den Fisch etwas stehen lassen, dann innen und außen salzen.
- Für den Sud die Zwiebeln schälen und in dünne Scheiben schneiden. Den Lauch putzen, waschen und in Ringe schneiden. Die Möhren und den Sellerie schälen und in feine Streifen schneiden.
- Das Öl in einem Topf erhitzen, die Zwiebelringe und das Gemüse kurz andünsten. Mit Wasser und Wein aufgießen, dann mit Salz würzen. Das Fischgewürz zugeben und 5 Minuten kochen lassen.
- Den Fisch in den Sud einlegen, aufkochen lassen und bei geöffnetem Deckel 15–20 Minuten gar ziehen lassen.
- Die Kräuter waschen und 5 Minuten vor Garende zum Fisch geben. Den Fisch vorsichtig herausheben. Das Gemüse auf einer Platte anrichten und den Fisch darauf legen.

Tipps

Mit Vollkornreis und geeigneten Salaten servieren.

Den Gemüsesud kann man sehr gut einfrieren und für einen Fischeintopf oder eine Fischsuppe verwenden.

Variante

Den Hecht gegen Heilbutt, Kabeljau, Lachsfilet oder Lachsforelle austauschen.

Zucchini-Pfanne

1 Portion enthält:
923 Kilojoule
220 Kilokalorien
14,2 g Fett
8,2 g Eiweiß
11,7 g Kohlenhydrate
6,5 g Ballaststoffe

1 kg Zucchini, 250 g Austernpilze, 1 Bund Frühlingszwiebeln, 4 EL Butter oder Olivenöl, 1 Knoblauchzehe, Jodsalz, ½ TL Thymian, ½ TL Rosmarin, ½ TL Basilikum, 4 EL Weißwein

Zubereitungszeit: etwa 30 Min.

- Die Zucchini waschen, in fingerlange Stücke schneiden und der Länge nach vierteln.
- Die Austernpilze putzen und halbieren.
- Die Frühlingszwiebeln je nach Größe ohne Grün längs halbieren. Das Grün in breite Ringe schneiden.
- Die Butter in einer großen Pfanne erhitzen, das vorbereitete Gemüse (ohne Zwiebelgrün) und die Pilze mit der geschälten und durchgepressten Knoblauchzehe leicht anbraten.
- Die Gewürze und die gehackten Kräuter hinzufügen und bei schwacher Hitze zugedeckt garen.
- Dann das Zwiebelgrün zugeben und kurz erhitzen. Den Weißwein dazugießen und die Pfanne nochmals mit Salz abschmecken. Als Beilage zu Rumpsteak mit Naturreis servieren.

Tipp

Die Zucchini wird hauptsächlich als Gemüse, Salatgarnitur, Suppe, mariniert als Antipasti, Gemüseflan oder Terrine zubereitet. Sie hat eine hell- bis dunkelgrüne fein gesprenkelte, glatte, glänzende Haut ohne Verfärbungen, feste Struktur, weißes festes Fruchtfleisch mit sehr kleinen weichen Kernen. Der Geschmack ist mild und neutral, mit einem hohen Vitamin-C-Gehalt, sehr wasserhaltig und kalorienarm.

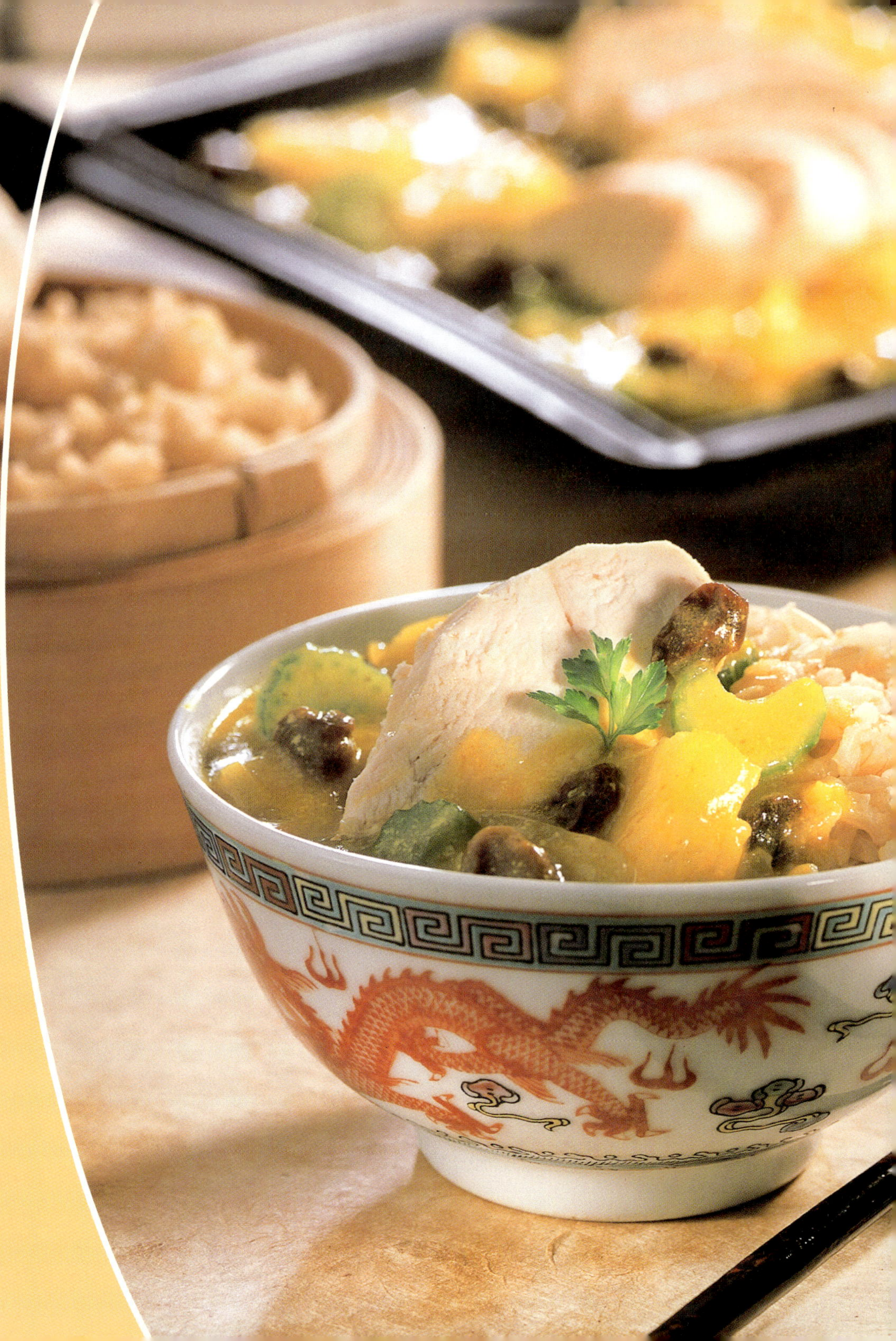

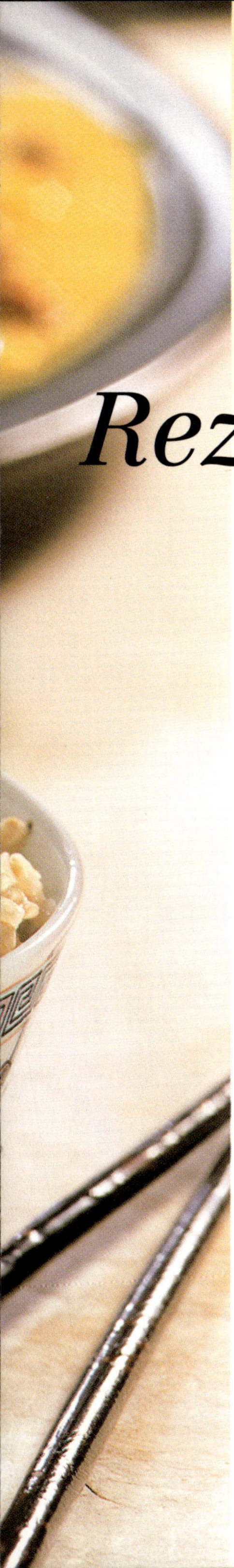

Rezepte für Blutgruppe A

Wenn Sie die Blutgruppe A haben, gehörten Ihre Vorfahren zu den ersten Ackerbauern und Viehzüchtern. Sie vertragen daher vor allem Gemüse und Getreideprodukte sehr gut. Beim Fleisch sollten Sie sich etwas zurückhalten. Verwöhnen Sie sich mit den leckeren Speisen, die Sie auf den folgenden Seiten finden. Alles ist genau auf Ihre Blutgruppe abgestimmt und bekommt Ihnen bestens.

Tagesbeginn mit Pepp

Obstsalat

- Aus geeigneten Früchten (siehe Tabelle S. 121) herstellen, mit Ahornsirup oder Honig süßen; mit gehackten Erdnüssen – Kürbiskernen – Walnüssen – Mandeln – Macadamianüssen – Pinienkernen – getrockneten Rosinen – Feigen oder Pflaumen bestreuen und mit Zitronensaft abschmecken (siehe Tabellen S. 121, 123).

Müsli

- Aus kernigen geeigneten Getreiden – Cornflakes, mit gehackten Erdnüssen – Walnüssen – Pinien-, Sonnenblumenkernen – Sesamsamen – getrockneten und kleingeschnitten Pflaumen – Feigen – Rosinen; mit frischen Früchten, die mit Kefir oder Jogurt verrührt und mit Honig oder Preiselbeeren abgeschmeckt werden, mischen (siehe Tabellen S. 121, 122, 123).

Exotisches Frühstück

- Aus frischer Ananas, Kiwi, Feigen und rosa Grapefruit.
- Je nach Frucht waschen, schälen, klein schneiden und dekorativ anrichten.
- Mit Zitronensaft beträufeln und mit braunem Zucker bestreuen.

Weitere tolle Frühstücksideen
Ananasscheiben mit Weintrauben und Feta
Cornflakes mit Sojamilch und geeigneten Früchten (siehe Tabelle S. 121)
Knäckebrot mit Kräuterrührei
Rohkost mit Zitronensaft abgeschmeckt; aus geeigneten Gemüsen und Früchten zusammenstellen (siehe Tabellen S. 119, 120, 121)
Milchreis mit Sojamilch gekocht und Früchten wie z. B. getrockneten Aprikosen und Pflaumen gemischt

Brotauswahl

Dinkelbrot – Essener Brot – Gerstenbrot – Glutenfreie Brote – Haferbrot – Hirsebrot – Knäckebrot – Roggenbrot und Sojabrot (siehe Tabellen S. 121, 122)

Brotbelag

Herzhaft: Mozzarella – Ricotta – Schmelzkäse – Tofu – Schafskäse (Feta) – Ziegenkäse; Gurken – Kräuter – Brunnenkresse – Frühlingszwiebeln (siehe Tabellen S. 119, 120, 122)

Süß: Konfitüren und Gelees aus geeigneten Früchten (siehe Tabelle S. 121) und Honig

Eier

Gekochte Eier – Eier im Glas – Rühreier – Kräutereier – Frühlingsomelette – Eier mit Gemüsezwiebel

Getränke

Bohnenkaffee – grüner Tee – Kräutertees z. B. Baldrian – Hagebutten – Holunder – Johanniskraut – Kamille – Pfefferminze (siehe Tabelle S. 125)

Milchprodukte

Kefir – Jogurt und Fruchtjogurt (siehe Tabelle S. 122) – Mozzarella – Schafskäse – Ziegenkäse – Schmelzkäse

Frucht- und Gemüsesäfte

Wie z. B. Ananas – Aprikosen – Grapefruit – Kirsch – Pflaumen – Zitronensaft mit Wasser verdünnt – Preiselbeere – Trauben – Apfelsaft; Gemüsesäfte wie Möhren – Gurken und Sellerie (siehe Tabelle S. 123)

Früchte

Ananas – Aprikosen – Blaubeeren – Brombeeren – Grapefruit – Kirschen – Pflaumen – Rosinen – Zitronen (siehe Tabelle S. 121)

Nüsse und Samen

Haselnüsse – Mandeln – Kürbiskerne – Sesamsamen – Sonnenblumenkerne – Walnüsse (siehe Tabelle S. 123)

Leichte Vorspeisen

Vorspeisenteller mit Käse-Dip

1 Portion enthält:
384 Kilojoule
91 Kilokalorien
5,0 g Fett
6,6 g Eiweiß
4,6 g Kohlenhydrate
2,9 g Ballaststoffe

100 g Ziegen- oder Schafskäse (Feta), 3 EL Jogurt, 1 Bund Radieschen, 1 Chicorée, 2 Möhren, 1 Staudensellerie, 1 Zucchini

Zubereitungszeit: etwa 25 Min.

- Den Käse in einer Schüssel mit einer Gabel zerdrücken, mit dem Jogurt vermischen und cremig rühren. In vier kleine Schälchen verteilen.
- Auf vier Tellern die gewaschenen Radieschen, den zerteilten Chicorée, die gestiftelten Möhren, den in Stücke zerteilten Staudensellerie und die in Streifen geschnittene Zucchini dekorativ anordnen. Den Käsedip mit auf die Teller stellen.

Salatschüssel mit Feta

1 Portion enthält:
1042 Kilojoule
249 Kilokalorien
20,3 g Fett
7,6 g Eiweiß
9,0 g Kohlenhydrate
4,4 g Ballaststoffe

1 Kopfsalat, 1 Fenchelknolle, 1 Radicchio, 1 Bund Radieschen, ½ Salatgurke, 1 große Gemüsezwiebel

Für die Salatsauce:
2 EL Zitronensaft, 4 EL Olivenöl, 2 zerdrückte Knoblauchzehen, Vollmeersalz, 1 Prise Zucker

Außerdem:
100 g Schafskäse (Feta)

Zubereitungszeit: etwa 25 Min.

- Die Salate putzen, waschen und abtropfen lassen. Die Radieschen und die Gurke waschen und in Scheiben schneiden. Die Frühlingszwiebeln waschen, putzen und in Ringe schneiden.
- Für die Sauce alle Zutaten verrühren, abschmecken und mit dem Salat vermischen.
- Zum Schluss mit dem zerbröckelten Schafskäse bestreuen.

Lauch-Apfel-Rohkost

1 Portion enthält:

849 Kilojoule
91 Kilokalorien
15,8 g Fett
4,4 g Eiweiß
10,3 g Kohlenhydrate
4,8 g Ballaststoffe

3 Stangen Lauch, 2 mittelgroße Äpfel,
2 EL gehackte Haselnüsse

Für die Salatsauce:
Saft von 1 Zitrone, 4 EL Wasser,
4 EL Olivenöl, Meersalz, 1 Prise Zucker

Zubereitungszeit: etwa 25 Min.

- Den Lauch gut waschen, die äußeren Blätter und den Wurzelansatz entfernen, dann in etwa 1 cm breite Ringe schneiden.
- Die Äpfel waschen, das Kerngehäuse entfernen, achteln und blättrig schneiden.
- Die angegebenen Zutaten für die Sauce vermischen, dann über den Lauch und die Äpfel gießen, vermischen.

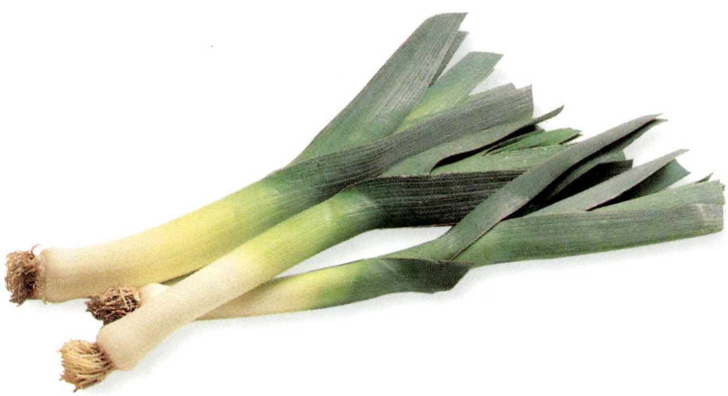

Linsen-Curry-Salat

1 Portion enthält:
1289 Kilojoule
307 Kilokalorien
18,2 g Fett
14,6 g Eiweiß
21,3 g Kohlenhydrate
5,2 g Ballaststoffe

150 g grüne oder rote Linsen,
Gemüsebrühe oder Miso, 200 g Tofu,
150 g Staudensellerie

Für die Salatsauce:
2 EL Zitronensaft, 4 EL Olivenöl,
feingehackte Petersilie, Curry, Meersalz

Zubereitungszeit: etwa 40 Min.

- Die Linsen mit Wasser zum Kochen bringen, die gekörnte Brühe oder Miso hinzufügen und etwa 20 Minuten kochen lassen, die Linsen sollten noch Biss haben.
- Die abgetropften Linsen mit dem in Würfel geschnittenen Tofu vermischen. Den Staudensellerie putzen, waschen und in Streifen schneiden.
- Für die Sauce den Zitronensaft mit dem Olivenöl vermischen. Den Staudensellerie und die Petersilie darunter heben, mit Curry und Salz abschmecken.

Graved Lachs mit Grapefruit

1 Portion enthält:
1825 Kilojoule
435 Kilokalorien
38,8 g Fett
12,5 g Eiweiß
8,3 g Kohlenhydrate
0,6 g Ballaststoffe

200 g Graved Lachs in Scheiben (siehe S. 106),
Saft von ½ Zitrone, 2 rosa Grapefruits,
1 Zitrone in Scheiben

Für die Sauce:
Saft von ½ Zitrone, 3 EL Kräutersenf,
2 EL gehackter Dill, 1 El Zucker,
⅛ l Olivenöl, Meersalz

Zum Garnieren:
einige Dillzweige

Zubereitungszeit: etwa 45 Min.

- Die Lachsscheiben mit dem Zitronensaft beträufeln.
- Die Grapefruits sorgfältig schälen, mit einem Messer die Fruchtspalten aus den Zwischenhäuten lösen (filieren).
- Die Filets in den Lachs einwickeln und auf die Zitronenscheiben legen.
- Für die Sauce Zitronensaft, Senf, Dill und Zucker verrühren. Zum Schluss das Olivenöl langsam einrühren, bis die Sauce sämig wird, und mit Salz abschmecken.
- Je drei Lachs-Grapefruitröllchen auf einen Teller anrichten, die Senfsauce dazugeben und mit den gewaschenen, abgetropften Dillzweigen garnieren.

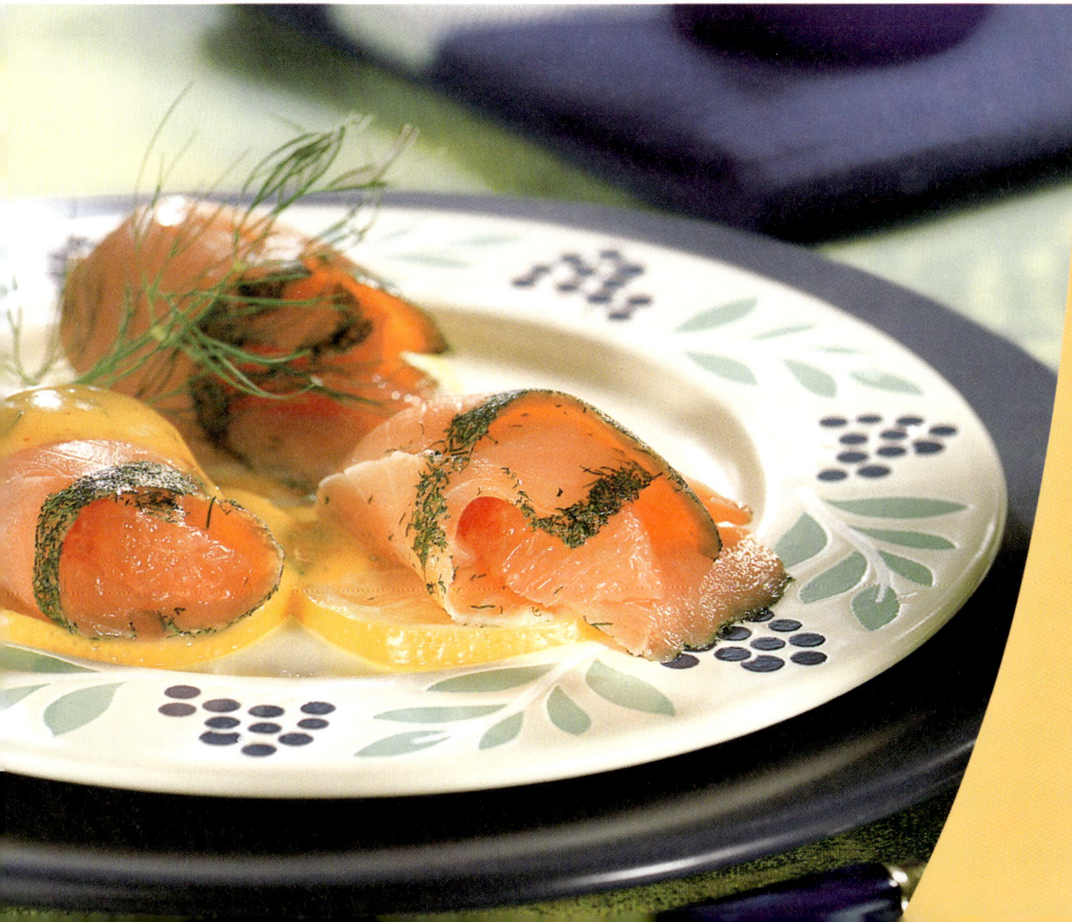

Salat mit Austernpilzen und Erdnüssen

1 Portion enthält:

1953 Kilojoule
466 Kilokalorien
44,6 g Fett
9,2 g Eiweiß
8,1 g Kohlenhydrate
5,0 g Ballaststoffe

Gemischter Salat:
Grüner Salat, Feldsalat, Fenchel, Rucola, 2 EL Olivenöl, 200 g Austernpilze, 100 g Erdnüsse

Für die Salatsauce:
3 EL Salatkräuter: z. B. Petersilie, Estragon, Kresse, Schnittlauch, 1 EL Kräutersenf, 3 EL Zitronensaft, 2 EL Wasser, Meersalz, 1 Prise Zucker, 1 ausgepresste Knoblauchzehe, 6 EL Olivenöl

Zubereitungszeit: etwa 30 Min.

- Die Salate putzen, waschen, zerkleinern und in einer Schüssel anrichten.
- Das Öl in eine Pfanne geben, die geputzten zerkleinerten Austernpilze sowie die Erdnüsse zugeben und braten.
- Die Salatkräuter waschen und klein schneiden.
- Alle Zutaten für die Salatsauce in ein Glas mit Schraubverschluss füllen, das Glas verschließen und kurz durchschütteln. Eventuell nochmals abschmecken.
- Die Sauce über den Salat gießen und durchmischen. Den Salat auf vier Teller verteilen und die Pilze mit den Erdnüssen auf den Salat geben.

Tipps

Mit einem Basilikumfladen servieren (siehe Seite 101).

Diese Salatsauce kann auf Vorrat zubereitet und im Kühlschrank eine Woche aufbewahrt werden, vor der Verwendung nur jeweils kurz aufschütteln, damit sich die Zutaten wieder mischen.

Austernpilze sind Speisepilze, welche meist auf Strohballen gezüchtet werden. Sie schmecken nach Champignons und Pfifferlingen. Die Pilze sind vielfältig einzusetzen und enthalten reichlich Eiweiß.

Roggenkörnersalat mit Tofu

1 Portion enthält:
1315 Kilojoule
314 Kilokalorien
17,6 g Fett
8,5 g Eiweiß
30,3 g Kohlenhydrate
7,7 g Ballaststoffe

180 g Roggenkörner (aus dem Reformhaus), 3 Frühlingszwiebeln, 1 Bund Radieschen

Für die Salatsauce:
2 EL Zitronensaft, Meersalz, 4 EL Olivenöl, 2 EL Wasser

Außerdem:
125 g Tofu und 1 Bund Schnittlauch zum Garnieren

Zubereitungszeit: etwa 90 Min.

- Die Roggenkörner 3–5 Stunden einweichen und zusammen mit dem Einweichwasser etwa 40 Minuten weich kochen.
- Die Frühlingszwiebeln und die Radieschen waschen, dann in feine Scheiben bzw. Ringe schneiden.
- Für die Sauce alle angegebenen Zutaten vermischen. Den Tofu in kleine Würfel schneiden und etwa 30 Minuten in die Sauce legen.
- Frühlingszwiebeln, Radieschen und Roggenkörner mit dem Tofu vermischen, nochmals abschmecken. Mit Schnittlauchröllchen garnieren.

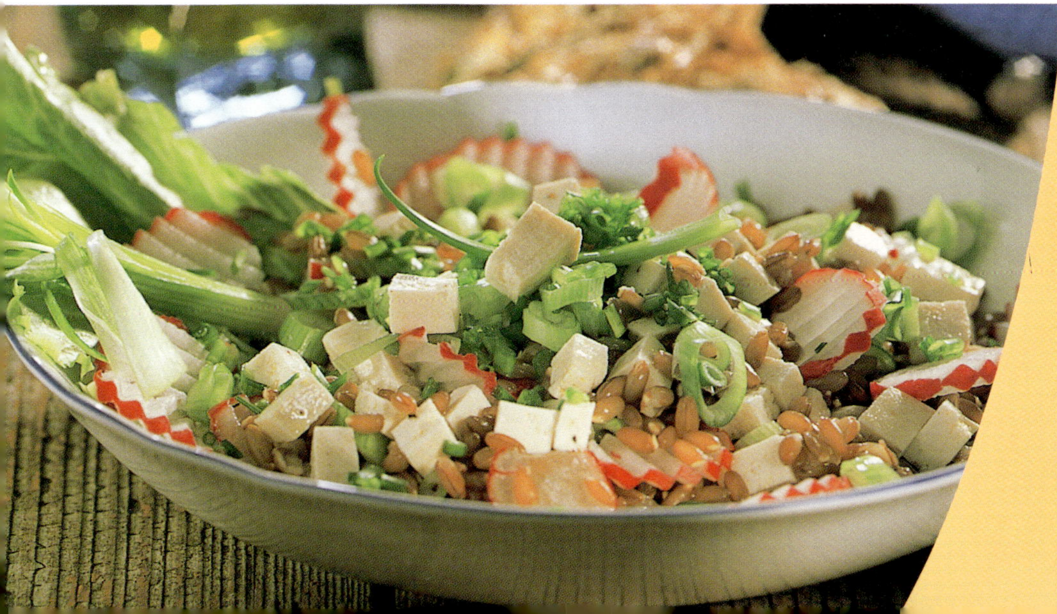

Köstliche Hauptgerichte

Fischsuppe Marseille

1 Portion enthält:
1595 Kilojoule
382 Kilokalorien
17,409 g Fett
34,8 g Eiweiß
20,3 g Kohlenhydrate
6,8 g Ballaststoffe

600 g Kabeljaufilet, 4 EL Zitronensaft, 2 Fenchelknollen, 4 Frühlingszwiebeln, 1 Staudensellerie, 4 EL Olivenöl, 1 l Gemüsebrühe, 1 Dose Mais, 4 EL gehackter Dill

Zubereitungszeit: etwa 30 Min.

- Die Fischfilets in Stücke schneiden und mit Zitronensaft marinieren.
- Die Fenchelknollen, Frühlingszwiebeln und den Staudensellerie waschen, putzen, klein schneiden und im heißen Olivenöl anbraten.
- Die Gemüsebrühe zugeben und 5 Minuten dünsten. Die Fischstücke und den abgetropften Mais zufügen, 5 Minuten in der Brühe garen lassen. Mit gehacktem Dill bestreuen und mit Naturreis servieren.

Überbackenes Frühlingsgemüse

1 Portion enthält:
1319 Kilojoule
315 Kilokalorien
20,4 g Fett
18,6 g Eiweiß
13,9 g Kohlenhydrate
6,9 g Ballaststoffe

1 Kohlrabi, 250 g Möhren, 1 l Salzwasser, 1 Paket TK Erbsen (300 g), 2 EL Olivenöl, 1 EL gehackte Petersilie, 1 Packung Mozzarella (250 g)

Zubereitungszeit: etwa 45 Min.

- Kohlrabi und Möhren waschen und schälen. Den Kohlrabi in Stifte, die Möhren in Scheiben schneiden.
- Im Salzwasser 15 Minuten kochen, herausnehmen und abtropfen lassen.
- Die Erbsen auftauen.
- Das Öl erhitzen, Gemüse und Petersilie zugeben und 5 Minuten andünsten.
- Den Mozzarella in Scheiben schneiden, auf das Gemüse geben und im vorgeheizten Backofen bei 200 °C 5–8 Minuten überbacken.

Curryhühnchen

1 Portion enthält:

1029 Kilojoule
246 Kilokalorien
9,8 g Fett
32,4 g Eiweiß
6,7 g Kohlenhydrate
3,2 g Ballaststoffe

500 g Hühnerbrust, 1 TL Meersalz, 2 TL Olivenöl, 1 Zwiebel, 1 Bund Frühlingszwiebeln, 1 Knoblauchzehe, 1 Ingwerwurzel oder 1 TL Ingwerpulver, 1 TL Currypaste oder 1 EL Currypulver, ¼ l Sojamilch, 2 EL Sojasauce, 1 TL Pfeilwurzelstärke (Saucenbinder)

Zubereitungszeit: etwa 30 Min.

- Die Hühnerbrust in Würfel schneiden und mit Salz würzen.
- Die Zwiebel in Würfel, die Frühlingszwiebeln in Ringe schneiden.
- Die Knoblauchzehe fein hacken und die Ingwerwurzel in dünne Scheiben schneiden.
- Das Öl in einen Wok oder in eine Pfanne geben und die Zwiebeln, Knoblauchzehe sowie Ingwerwurzel unter Rühren anbräunen.
- Die Currypaste und Sojamilch zugeben, dann zum Kochen bringen.
- Danach die Hühnerbrust zugeben und weitere 10 bis 15 Minuten köcheln lassen.
- Mit der Sojasauce abschmecken. Zum Schluss mit der Pfeilwurzelstärke etwas binden.
- Mit Basmatireis servieren.

Gebratene Regenbogenforelle

1 Portion enthält:
1932 Kilojoule
460 Kilokalorien
21,4 g Fett
62,5 g Eiweiß
4,5 g Kohlenhydrate
0,9 g Ballaststoffe

4 Forellen (1,2 kg), Meersalz,
2 Bund Petersilie, 1 EL Roggenmehl,
3 EL Olivenöl, 1 Zitrone

Zubereitungszeit: etwa 30 Min.

- Die ausgenommenen Forellen gründlich waschen und trockentupfen.
- Innen und außen mit Salz einreiben. Die Petersilie waschen und jeweils ein paar Zweige in den Bauch der Fische stecken.
- Das Mehl über die Fische stäuben und das Öl in der Pfanne erhitzen.
- Die Fische von beiden Seiten je 8 Minuten braten, bis sie schön braun sind.

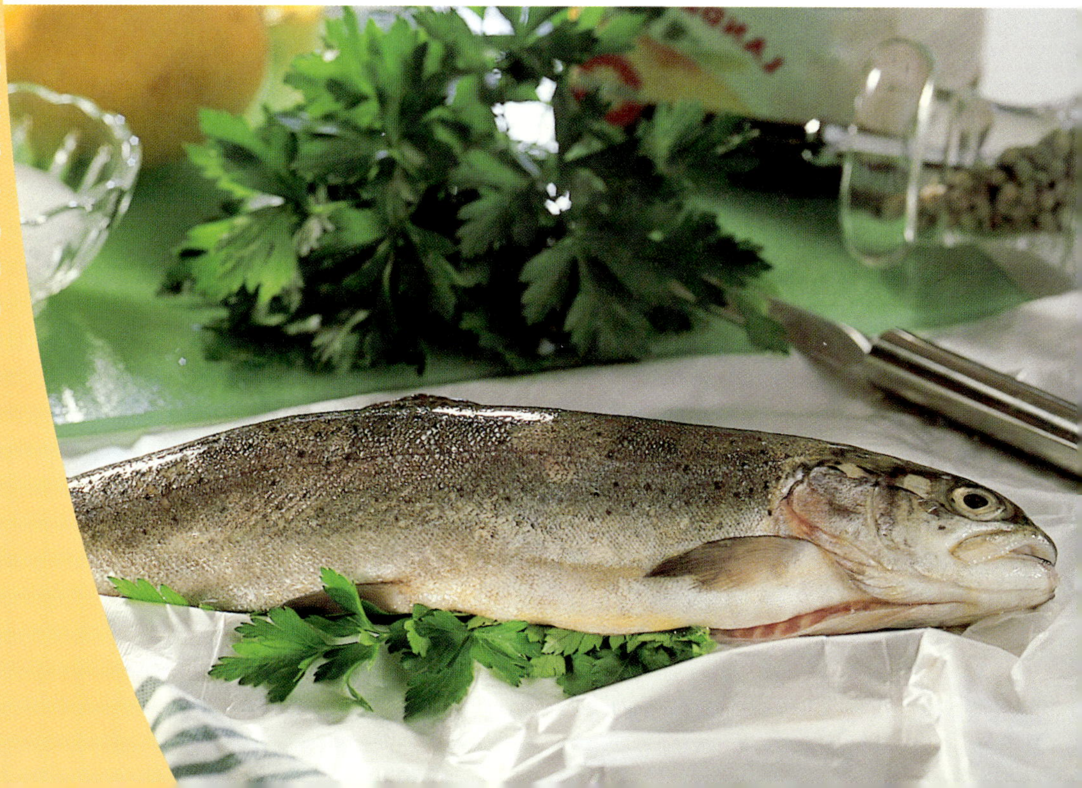

Gebackener Karpfen

1 Portion enthält:

2892 Kilojoule
692 Kilokalorien
40,7 g Fett
69,8 g Eiweiß
11,6 g Kohlenhydrate
3,0 g Ballaststoffe

1 Karpfen (1,5 kg), Meersalz, 1 Zwiebel,
1 Bund Suppengrün, 6 EL Olivenöl,
¼ l Fischfond oder Brühe,
50 g Weizengrieß, Petersilie

Zubereitungszeit: etwa 60 Min.

- Den ausgenommenen Karpfen innen und außen waschen und abtropfen lassen. Innen leicht salzen.
- Die Zwiebel schälen und klein schneiden. Das Suppengrün putzen, waschen und in grobe Stücke zerteilen.
- Das Öl in einem Bräter erhitzen und die Zwiebel- und Gemüsewürfel darin anbraten.
- Den Karpfen in den Bräter, den Rücken nach oben, auf eine umgestülpte Tasse setzen, damit er gut stehen bleibt.
- Im vorgeheizten Backofen bei 220 °C ca. 20 Minuten braten. Hin und wieder mit Fischfond begießen.
- Den Karpfen mit dem Grieß bestreuen und nochmals 15 Minuten backen.
- Die Petersilie waschen, klein schneiden und auf den Karpfen streuen.
- Den Fisch in der Sauce anrichten. Dazu passt eine bunte Salatplatte und ein trockener Frankenwein.

Tipp

Fisch ausnehmen

Auf der Bauchseite vom Schwanz bis zum Kopf mit einem scharfen Messer aufschlitzen und unter fließend kaltem Wasser auswaschen. Wichtig ist, dass die Gallenblase nicht verletzt wird, da diese sonst Bitterstoffe freisetzt. Die Innereien mit Hilfe von Daumen und Zeigefinger herausnehmen. Die Bauchhöhle des Fisches mit fließend kaltem Wasser ausspülen und trocknen.

Spinat-Gratin mit Putenbrust

1 Portion enthält:

1931 Kilojoule
461 Kilokalorien
30,9 g Fett
41,7 g Eiweiß
3,7 g Kohlenhydrate
32,6 g Ballaststoffe

500 g Putenbrustfilet, Meersalz,
500 g Spinat, 1 Zwiebel, 2 Knoblauchzehen,
3 EL Olivenöl, 1 Frischkäse (200 g), 1 Ei,
3 EL Currypaste oder Currypulver

Für die Form:
1 EL Olivenöl

Zubereitungszeit: etwa 60 Min.

- Das Putenbrustfilet waschen, trockentupfen, in Streifen schneiden und salzen.
- Den Spinat verlesen, waschen und abtropfen lassen.
- Die Zwiebel und die Knoblauchzehen schälen und fein hacken.
- Das Öl in einer Pfanne erhitzen, den Spinat, die Zwiebeln und den Knoblauch darin andünsten.
- Den Frischkäse mit etwas Wasser, dem Ei und der Currypaste verrühren, mit Salz abschmecken.
- Eine feuerfeste Form mit Öl einfetten, den Spinat mit den Zwiebeln und dem Knoblauch einfüllen, die Putenbruststreifen darauf legen und mit der Käse-Currymischung begießen.
- Im vorgeheizten Backofen bei 200 °C 35 Minuten garen und mit Naturreis servieren.

Varianten

Den Spinat durch 2 Bund in Ringe geschnittene Frühlingszwiebeln (die Zwiebel kann dann entfallen) oder durch Mangold, der einen kräftigeren Geschmack als Spinat hat, ersetzen.

Die Putenbrust durch Seefischfilets wie z. B. Kabeljau, Lachs, Seeteufel, Rotbarsch oder Tunfisch austauschen.

Madras-Hühnerfrikassee

1 Portion enthält:
2534 Kilojoule
607 Kilokalorien
33,0 g Fett
60,3 g Eiweiß
16,1 g Kohlenhydrate
5,1 g Ballaststoffe

1 Hühnchen (1,2 kg), Meersalz, ½ l Geflügelbrühe, 2 Staudensellerie, 2 Scheiben Ananas aus der Dose, 1 Zwiebel, 3 EL Olivenöl, 2 EL Pfeilwurzelstärke (Saucenbinder), 2 EL Madras Curry, ½ TL gemahlener Kreuzkümmel, 50 g gehackte Mandeln, 50 g Rosinen, 1 Becher Jogurt (150 g)

Zubereitungszeit: etwa 60 Min., Foto Seite 60

- Das Hühnchen waschen, trockentupfen und portionieren. Mit Salz einreiben und im geschlossenen Topf mit der Geflügelbrühe 30 Minuten garen.
- Aus dem Topf nehmen, häuten, entbeinen und in mundgerechte Stücke teilen.
- Die Brühe durch ein Sieb gießen, beiseite stellen.
- Den Staudensellerie putzen, waschen und in Ringe schneiden. Die Ananasscheiben in Stücke schneiden. Die Zwiebel schälen und würfeln.
- Das Öl in einem Topf erhitzen, die Zwiebel anbraten, Sellerie und Ananas zugeben und 5 Minuten dünsten.
- Mit der Brühe aufgießen und das Fleisch zugeben. Den Saucenbinder einrühren und noch mal aufkochen lassen.
- Die Gewürze zum Frikassee in den Topf geben und aufkochen. Die Mandeln und Rosinen zugeben. Zum Schluss den Jogurt unterrühren. Mit Vollkornreis und Salaten servieren.

Tipp

Die Pfeilwurzelstärke wird aus der tropischen Arrowroot Knollenpflanze gewonnen. Aufgrund ihrer hervorragenden Eigenschaften ist sie auch in der feinen Gourmetküche sehr geschätzt zum Binden von Saucen, Suppen, Gelees, Desserts, Gemüse- und Fleischgerichten, Aufläufen, Brot- und Backwaren, sie ist vielseitig anwendbar. Pfeilwurzelstärke ist glutenfrei, natriumarm, cholesterinfrei, geschmacksneutral und klumpt bei der Verarbeitung nicht.

Riesling-Hühnchen

1 Portion enthält:

2900 Kilojoule
693 Kilokalorien
44,0 g Fett
61,4 g Eiweiß
2,4 g Kohlenhydrate
1,5 g Ballaststoffe

1 Hühnchen (1,2 kg), Meersalz,
4 EL Olivenöl, ¼ l trockener Riesling,
4 Schalotten, 250 g Lauch,
1 TL Pfeilwurzelstärke (Saucenbinder),
½ Bund Estragon

Zubereitungszeit: etwa 60 Min.

- Das Hühnchen waschen, trockentupfen, portionieren und die Teile mit Salz einreiben.
- Das Öl in einem Topf erhitzen und die Geflügelteile rundherum anbraten. Den Riesling zugeben und die Teile 25 Minuten zugedeckt bei mäßiger Hitze schmoren lassen.
- Die Schalotten schälen und fein hacken. Den Lauch putzen, waschen und in Ringe schneiden.
- Schalotten und Lauch in den Topf geben, andünsten und 5 Minuten schmoren lassen.
- Den Saucenbinder einrühren und noch mal aufkochen lassen. Den Estragon waschen, klein schneiden, untermischen und nochmals abschmecken.
- Das Hühnchen in der Sauce mit Naturreis servieren.

Linsentopf nach Hausfrauenart

1 Portion enthält:

1135 Kilojoule
350 Kilokalorien
5,8 g Fett
37,4 g Eiweiß
16,5 g Kohlenhydrate
6,5 g Ballaststoffe

250 g gelbe Linsen, 1 l Wasser,
1 Zwiebel, 500 g Putenbrust,
1 EL Olivenöl, 1 l Gemüsebrühe,
1 Bund Suppengrün, 1 Lorbeerblatt,
½ Bund Majoran, 1 TL Meersalz

Zubereitungszeit: etwa 60 Min.

- Die Linsen einige Stunden in Wasser einweichen.
- Die Zwiebel schälen und in Würfel schneiden.
- Das Fleisch waschen, trockentupfen und in Würfel schneiden.
- Das Öl in einem Topf erhitzen, die Zwiebel- und Fleischwürfel zugeben und anbraten.
- Mit der Brühe aufgießen, die abgetropften Linsen zugeben und aufkochen lassen.
- Das Suppengrün putzen, waschen und klein schneiden.
- Das Gemüse mit Lorbeerblatt, Majoran und Salz zu den Linsen geben, dann bei schwacher Hitze 30 Minuten garen.

Tipp

Dieser Topf lässt sich auch mit dicken Bohnen, weißen Bohnen oder grünen Erbsen variieren.

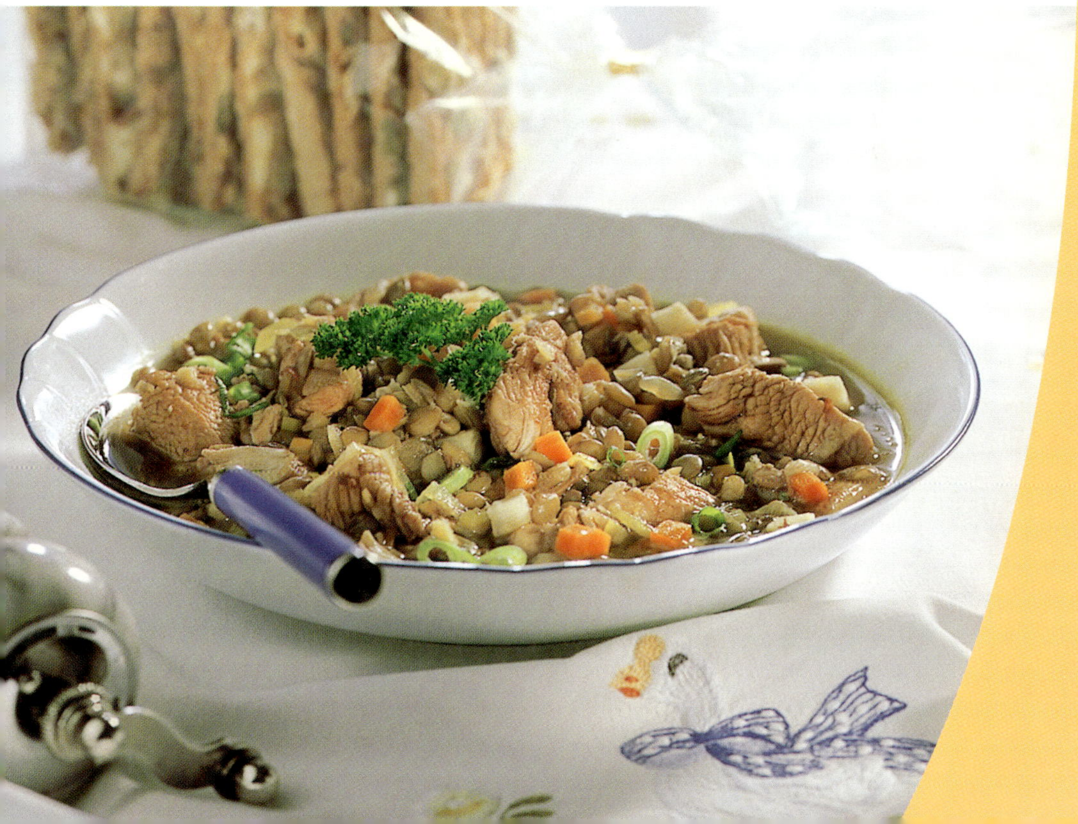

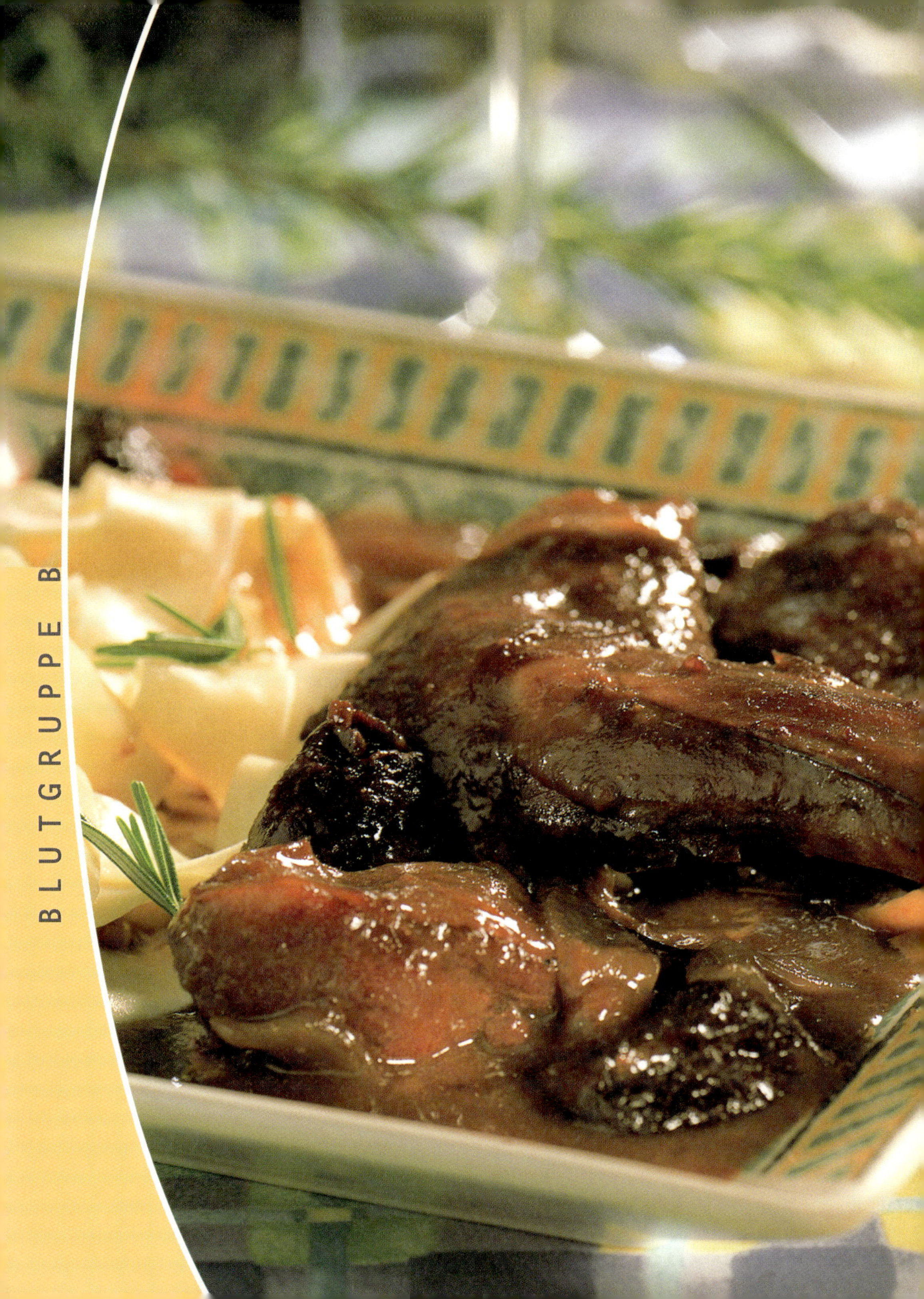

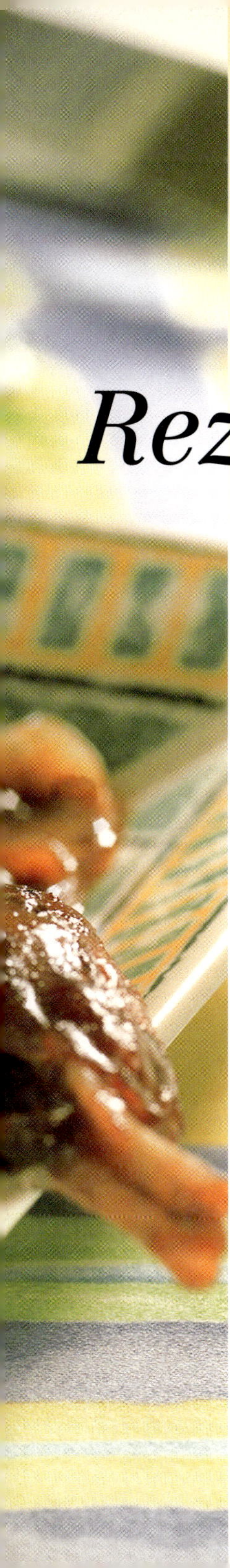

Rezepte für Blutgruppe B

Menschen mit Blutgruppe B stammen von Nomaden ab, die in rauem Klima und mit einem spärlichen und eintönigen Nahrungsangebot zurechtkommen mussten. Es gibt aber dennoch zahlreiche Nahrungsmittel, die der Bluttyp B gut verträgt. Auf den folgenden Seiten finden Sie eine Vielzahl von abwechslungsreichen Gerichten, die genau auf Ihre Bedürfnisse abgestimmt sind.

Frühstück und Snacks

Obstsalat

- Aus den geeigneten Früchten (siehe Tabelle S. 121) herstellen, mit Ahornsirup oder Honig süßen, mit gehackten Wal-, Hickory-, Macadamia-, Paranüssen oder Mandeln; getrockneten Feigen – Pflaumen – Rosinen bestreuen und mit Zitronensaft abschmecken.

Müsli

- Aus kernigen Haferflocken – geeigneten Nüssen – Früchten gesüßt mit Honig oder Ahornsirup und vermischt mit Milchprodukten (siehe Tabellen S. 121, 122, 123)

Honigmelone mit Putenbrust

- Gebratene oder gegrillte Putenbrust dünn aufgeschnitten dazu servieren.

Vitamin-Cocktail

$^1/_4$ l Ananassaft, $^1/_8$ l Grapefruitsaft,
$^1/_8$ l Zitronensaft, 10 Eiswürfel
Zum Auffüllen: Orangensaft

- Die Säfte und die Eiswürfel in einen Becher geben und schütteln. Den Cocktail durch ein Sieb in vier Longdrinkgläser aufteilen und mit frisch gepresstem Orangensaft auffüllen. Mit einem Stück Ananas oder Orangenscheibe und etwas Minze dekoriert servieren.

Interessante Frühstücksideen
Pumpernickel mit Gouda und Senf
Brot mit Kräuterfrischkäseaufstrich (siehe S. 86)
Rohkost mit Zitronensaft abgeschmeckt aus geeigneten Gemüsen und Früchten (siehe Tabellen S. 119, 120, 121)
Dinkelbrot mit Camembert oder einem anderen Käse (siehe Tabelle S. 122)
Knäckebrot mit Münsterkäse und Zwiebelringen
Brotauswahl
Essener Brot – Hirsebrot – Knäckebrot – Dinkelbrot – Glutenfreies Brot – Grahambrot – Haferbrot – Sojabrot und Pumpernickel (siehe Tabellen S. 121, 122)
Brotbelag
Herzhaft: Butter – Hüttenkäse – Frischkäse – Mozzarella – Ricotta – Schafskäse (Feta) – Ziegenkäse – Tofu (siehe Tabelle S. 122); Erdnussbutter – Paprikaschoten – Möhren – Gurken – Kräuter – Brunnenkresse – Frühlingszwiebeln usw. (siehe Tabellen S. 119, 120, 123)
Süß: Honig sowie Konfitüren und Gelees aus geeigneten Früchten (siehe Tabelle S. 121)
Milchprodukte
Kefir – Jogurt – Früchtejogurt – Milch (siehe Tabelle S. 122)
Eier
Gekochte Eier – Eier im Glas – Rühreier – Kräutereier – Frühlingsomelette mit Gemüse und Kräutern aus geeigneten Nahrungsmitteln (siehe Tabellen S. 119, 120, 122)
Getränke
Grüner Tee – Bohnenkaffee – schwarzer Tee – Kräutertees: Hagebutten – Himbeerblatt – Pfefferminze usw. (siehe Tabelle S. 125)
Frucht- und Gemüsesäfte
Ideal sind: Ananas – Papaya – Preiselbeer- und Traubensaft; Neutral sind: Apfelsaft – Aprikosen – Kirsch – Pflaumen – Grapefruitsaft und Gemüsesäfte (siehe Tabelle S. 123)
Früchte
Ideal sind Ananas – Banane – Papaya – Pflaumen – Preiselbeere – Trauben und Zwetschge sowie neutrale Sorten (siehe Tabelle S. 121)

Leichte Vorspeisen

Bunter Salat mit Shiitakepilzen

1 Portion enthält:
1340 Kilojoule
319 Kilokalorien
30,4 g Fett
3,0 g Eiweiß
12,3 g Kohlenhydrate
5,6 g Ballaststoffe

1 kleiner Eisbergsalat, je 1 rote und gelbe Paprikaschote

Für die Salatsauce:
2 Bund Schnittlauch, 4 EL Weinessig, Salz, 6 EL Olivenöl

Für die Pilze:
300 g Shiitakepilze, 2 EL Butter oder Olivenöl, 2 TL Weinessig

Zubereitungszeit: etwa 30 Min.

- Den Eisbergsalat zerteilen, waschen, abtropfen lassen und in mundgerechte Stücke zupfen.
- Die Paprikaschoten waschen, halbieren, entkernen und in Streifen schneiden.
- Den Schnittlauch waschen und klein schneiden.
- Den Essig mit dem Salz verrühren und das Öl in feinem Strahl hinzufügen, dabei kräftig mit dem Schneebesen schlagen, damit eine cremige Sauce entsteht. Die Salatzutaten in der Sauce wenden.
- Die Shiitakepilze mit Küchenkrepp abreiben, von den Stängeln befreien und große Pilze halbieren oder vierteln.
- Die Butter in einer Pfanne erhitzen, die Pilze darin eine Minute bei starker Hitze braten, salzen und mit Essig ablöschen. Warm auf den Salat geben und sofort servieren.

Variante

Die Shiitakepilze durch Champignons oder Austernpilze ersetzen. Die Champignons können auch roh, in dünnen Scheiben, über den Salat gehobelt werden. Auch der Salat kann ausgetauscht werden, suchen Sie sich aus der Tabelle (siehe S. 119, 120) den Salat aus, den Sie besonders mögen.

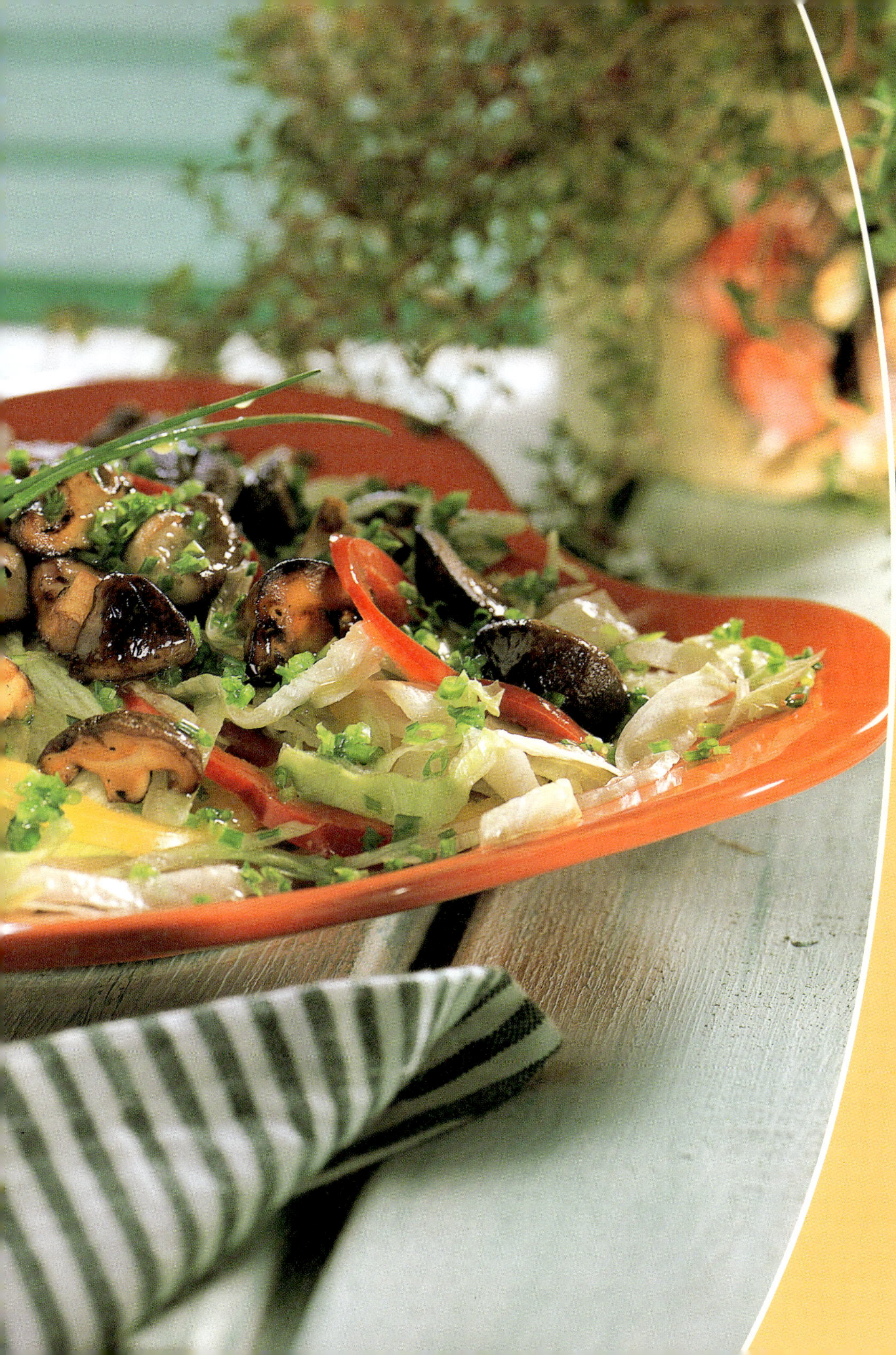

Pikanter Safranreissalat

1 Portion enthält:

2751 Kilojoule
658 Kilokalorien
38,5 g Fett
27,0 g Eiweiß
50,3 g Kohlenhydrate
4,5 g Ballaststoffe

1 l Fleischbrühe, 1 Döschen Safran,
1 Prise Salz, 200 g weißer Reis,
300 g Rinderfilet, 4 EL Olivenöl,
1 reife Mango, 2 Kiwis, 2 Scheiben Ananas,
3 EL gesalzene Macadamianüsse

Für die Salatsauce:
3 EL Weinessig, 1 Prise Salz, 1 Prise Zucker,
1 TL Kräutersenf, 4 EL Olivenöl

Zubereitungszeit: etwa 60 Min.

- Die Fleischbrühe aufkochen, den Safran, Salz und den Reis hinzufügen. Zugedeckt 20 Minuten garen. Den Reis in ein Sieb geben, abtropfen und abkühlen lassen.
- Das Rinderfilet in Streifen schneiden. Im heißen Öl rundum kräftig anbraten und salzen.
- Die Mango schälen, den Stein entfernen und das Fruchtfleisch in kleine Würfel schneiden. Die Kiwis ebenfalls schälen und klein würfeln. Die Ananasscheiben in Stücke teilen.
- Mit Fleisch und dem Reis in eine Schüssel füllen.
- Die Macadamianüsse hinzufügen.
- Aus Weinessig, Salz, Zucker, Kräutersenf sowie dem restlichen Öl eine Sauce bereiten, über den Salat gießen und vorsichtig mischen. Etwa 20 Minuten im Kühlschrank durchziehen lassen.

Tipp

Damit Schneidbretter beim Arbeiten, wie z.B. Früchte und Gemüse zerkleinern oder Kräuter hacken, nicht verrutschen, einfach ein feuchtes, größeres Tuch unterlegen. Das Brett verrutscht und wackelt dann nicht mehr und alles, was herunterfällt, landet auf dem Tuch.

Feldsalat mit Kalbsleber

1 Portion enthält:
16,34 Kilojoule
390 Kilokalorien
31,2 g Fett
14,6 g Eiweiß
12,4 g Kohlenhydrate
2,1 g Ballaststoffe

250 g Feldsalat, 100 g Champignons,
Saft von ½ Zitrone

Für die Salatsauce:
2 Frühlingszwiebeln, 2 Knoblauchzehen,
6 EL Zitronensaft, 1 Prise Salz,
1 TL Zucker, 3 EL Olivenöl

Für die Leber:
250 g Kalbsleber, 1 EL Butter

Zubereitungszeit: etwa 50 Min.

- Den Feldsalat putzen, waschen und gut abtropfen lassen.
- Die Champignons putzen, in Scheiben schneiden und mit dem Zitronensaft beträufeln.
- Für die Salatsauce die Frühlingszwiebeln putzen, fein würfeln und das junge Zwiebelgrün in feine Röllchen schneiden.
- Die Knoblauchzehe schälen und ebenfalls fein würfeln. Mit Zitronensaft, Salz und Zucker verrühren.
- Die Frühlingszwiebeln und den Knoblauch hinzufügen und zuletzt das Öl einrühren.
- Die Kalbsleber waschen, trockentupfen, in heißer Butter ca. 4 Minuten braten. Die Leber in Scheiben schneiden und auf dem angerichteten Salat verteilen.

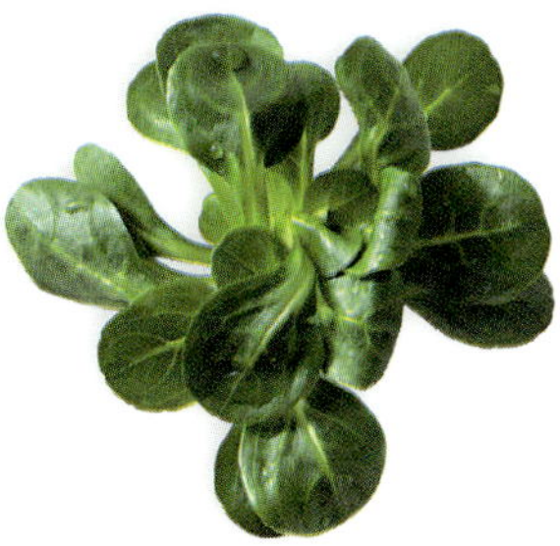

Friséesalat mit Gouda

1 Portion enthält:
1384 Kilojoule
331 Kilokalorien
21,4 g Fett
19,3 g Eiweiß
14,5 g Kohlenhydrate
1,7 g Ballaststoffe

1 Friséesalat, 250 g mittelalter Gouda, 250 g blaue Trauben

Für die Salatsauce:
3 EL Weinessig, 1 Jogurt (150 g), 1 Prise Salz, 1 Prise Zucker

Zubereitungszeit: etwa 15 Min.

- Den Friséesalat waschen, abtropfen lassen und in Stücke schneiden.
- Den Gouda würfeln.
- Die Trauben waschen und alles miteinander vermischen.
- Den Essig mit Jogurt verrühren, mit Zucker und Salz abschmecken.
- Die Sauce vorsichtig unter den Salat heben und gut durchziehen lassen.

Kräuterfrischkäse

1 Portion enthält:
391 Kilojoule
93 Kilokalorien
8,0 g Fett
3,2 g Eiweiß
2,3 g Kohlenhydrate
0,8 g Ballaststoffe

100 g Frischkäse
2 Frühlingszwiebeln
1 Bund gemischte Kräuter

Zubereitungszeit: etwa 10 Min.

- Den Frischkäse mit einer Gabel verrühren.
- Die Zwiebeln und die Kräuter waschen. Die Frühlingszwiebeln in feine Ringe schneiden und die Kräuter hacken, mit dem Frischkäse vermischen.
- Den Kräuterfrischkäse auf Pumpernickel, Essener Brot oder Dinkelbrot servieren.

Chicoréesalat mit Orangen

1 Portion enthält:

1355 Kilojoule
323 Kilokalorien
27,3 g Fett
7,5 g Eiweiß
11,5 g Kohlenhydrate
4,3 g Ballaststoffe

6 Stauden Chicorée, 2 Orangen, 2 Kiwis

Für die Salatsauce:
1 Schalotte, 2 EL Weinessig, 4 EL Olivenöl, 1 Prise Salz, 1 Prise Zucker

Außerdem:
200 g Kräuterfrischkäse, 2 EL Milch

Zubereitungszeit: etwa 25 Min.

- Die Chicorée waschen, abtropfen lassen und in einzelne Blätter zerteilen.
- 12 besonders schöne Blätter zur Dekoration beiseite legen. Den Rest in feine Streifen schneiden.
- Die Kiwis und die Orangen schälen. Die Kiwis achteln, die Orangen in Scheiben schneiden.
- Die Schalotte schälen, sehr fein würfeln und mit Weinessig, Öl, Salz und Zucker eine Salatsauce bereiten.
- Den Frischkäse mit der Milch verrühren. Je 3 Chicoréeblätter fächerartig auf je einem Teller anrichten.
- Die Chicoréestreifen, Orangenscheiben und Kiwiachtel mit dem Dressing vermischen und auf den Chicoréeblättern anrichten. Zum Schluss die Käsemischung darauf geben.

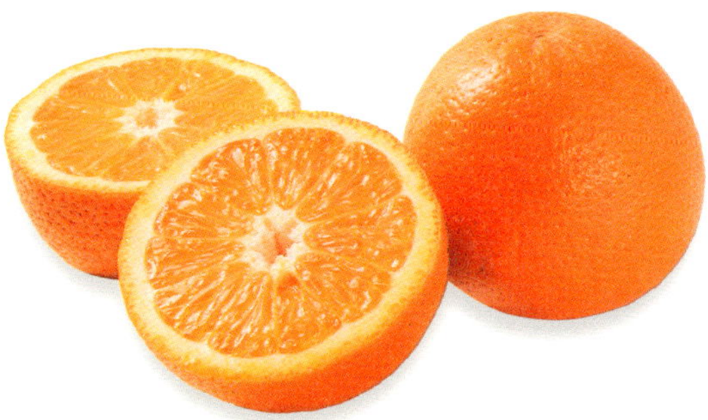

Gegrillte Gemüsespieße

1 Portion enthält:
1409 Kilojoule
336 Kilokalorien
30,9 g Fett
4,3 g Eiweiß
10,4 g Kohlenhydrate
6,1 g Ballaststoffe

Spieße:
1 Fenchelknolle mit Kraut, je 1 rote und gelbe Paprikaschote, 1 Gemüsezwiebel, 3 kleine Zucchini, 1 Prise Salz

Marinade für die Spieße:
1 unbehandelte Zitrone, 1 Bund gemischte Kräuter, 8 EL Olivenöl, Salz

Zubereitungszeit: etwa 60 Min.

- Für die Spieße den Fenchel putzen, das zarte Grün aufheben. Die Knolle längs halbieren und den Strunk entfernen. Die Knollen in Stücke teilen. Große Stücke halbieren. Den Fenchel in kochendem Salzwasser 3 Minuten vorgaren.
- Die Paprikaschoten waschen, entkernen und in größere Stücke schneiden. Die Zucchini putzen, waschen und in fingerdicke Scheiben schneiden. Die Zwiebel schälen und achteln.
- Die Fenchel-, Paprikastücke, Zwiebelachtel und Zucchinischeiben abwechselnd auf Holzspieße stecken.
- Für die Marinade die Schale von der Zitrone dünn abreiben. Die Schale mit 2 EL Zitronensaft, den gewaschenen, gehackten Kräutern und dem Öl verrühren. Die Marinade über die Spieße geben und salzen. 30 Minuten marinieren lassen.
- Die Gemüsespieße auf dem vorgeheizten Grill etwa 10 Minuten grillen, dabei öfter wenden.

Tipp

Zerkleinern von frischen Kräutern: nach der Reinigung diese von Stielen befreien und mit einem scharfen Messer klein hacken. Die Kräuter nicht quetschen, sie werden sonst leicht bitter! Schnittlauch am besten mit einer Schere schneiden.

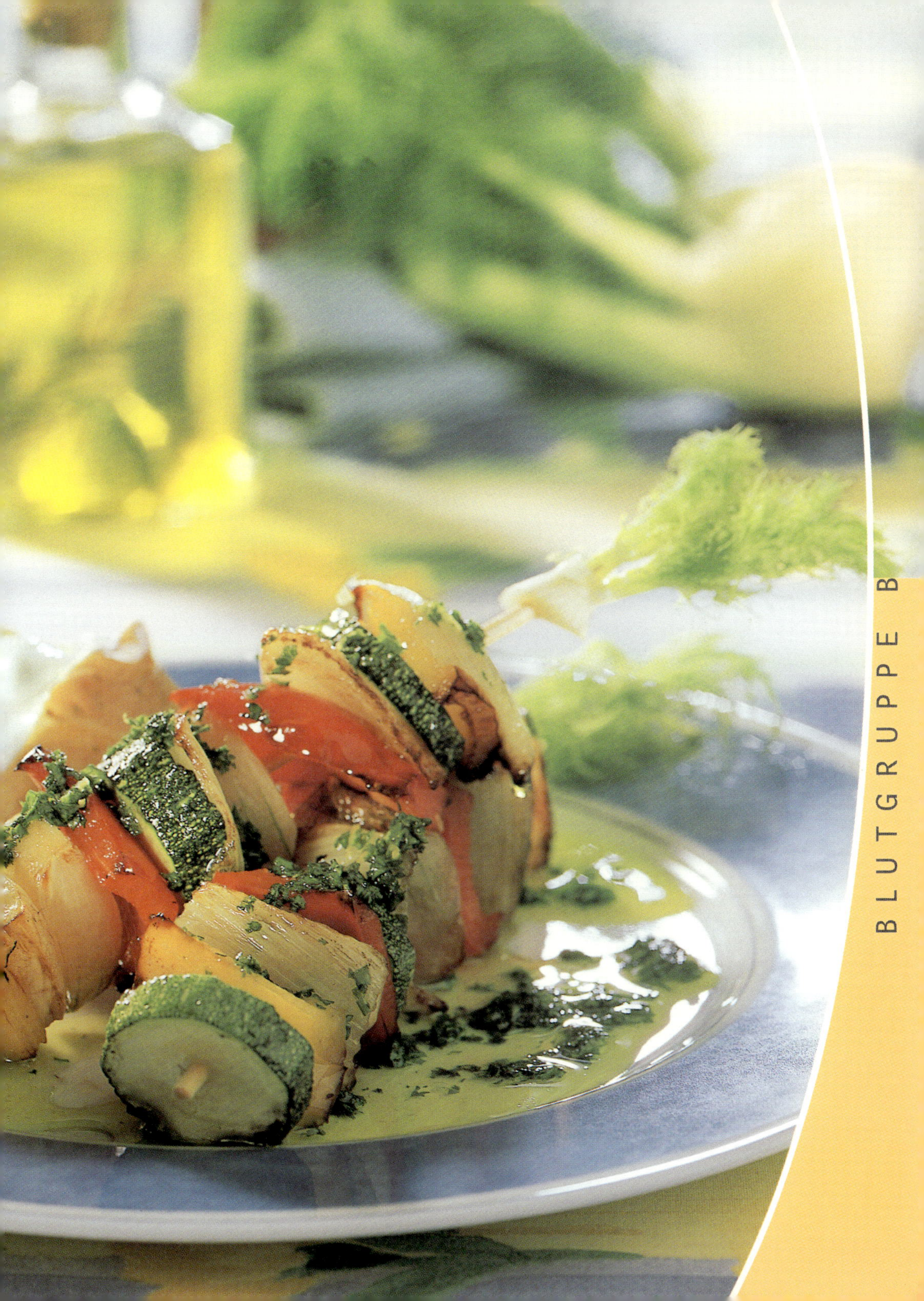

Köstliche Hauptgerichte

Lammkoteletts nach Schäferart

1 Portion enthält:
953 Kilojoule
227 Kilokalorien
18,2 g Fett
15,5 g Eiweiß
0,9 g Kohlenhydrate
0 g Ballaststoffe

8 Lammkoteletts, Salz

Zum Braten:
2 EL Olivenöl, 2 Knoblauchzehen,
¼ l Fleischbrühe, 1 TL gehackter Thymian

Außerdem:
200 g Frischkäse, 2 EL Milch

Zubereitungszeit: etwa 30 Min.

- Die Koteletts mit Salz und Thymian einreiben.
- Das Öl in einer Pfanne heiß werden lassen und die Lammkoteletts darin von beiden Seiten schön braun braten, herausnehmen und warm stellen.
- Die Knoblauchzehen schälen, zerdrücken und im restlichen Bratfett andünsten. Mit der Brühe aufgießen.
- Den Frischkäse mit etwas Milch verrühren, mit dem Schneebesen einrühren und aufkochen lassen.
- Die Lammkoteletts mit der Sauce servieren. Als Beilage eignen sich Folienkartoffeln und Prinzessbohnen.

Folienkartoffeln

1 Portion enthält:
470 Kilojoule
110 Kilokalorien
0 g Fett
4 g Eiweiß
24 g Kohlenhydrate
4 g Ballaststoffe

4 große mehlige Kartoffeln

Für die Alufolie:
1 EL Öl

Zubereitungszeit: etwa 60 Min.

- Den Backofen auf 220 °C vorheizen.
- Die Kartoffeln waschen und mehrmals mit einer Gabel einstechen. Große Stücke Alufolie zuschneiden und mit Öl bepinseln.
- Die Kartoffeln locker in die Alufolie einwickeln. Im Backofen je nach Größe 45–60 Minuten backen.

Seezungen-Cassoulette

1 Portion enthält:
1558 Kilojoule
371 Kilokalorien
21,3 g Fett
30,7 g Eiweiß
3,0 g Kohlenhydrate
3,8 g Ballaststoffe

3 Schalotten, 400 g Spinat, 4 EL Butter, 200 g Champignons, 8 Seezungenfilets, 1 EL Zitronensaft, 2 EL Butter, Salz, ¼ l Weißwein

Zum Garnieren:
etwas Kerbel

Zubereitungszeit: etwa 40 Min.

- Die Schalotten schälen und klein würfeln. Den Spinat verlesen, waschen und abtropfen lassen. Die Champignons putzen, wenn nötig waschen und blättrig aufschneiden.
- Die Butter in eine große Pfanne geben, die Schalotten andünsten, Champignons und Spinat zugeben und 4 Minuten garen lassen.
- Die Seezungenfilets waschen, trockentupfen, in 3 cm große Stücke schneiden und mit der Zitrone beträufeln.
- Die Butter in einem Topf erhitzen, den Fisch darin anbraten, mit Wein aufgießen, dann 5 Minuten dünsten lassen.
- Den Fisch herausnehmen und warm stellen. Die Sauce mit Salz abschmecken.
- Den Kerbel verlesen und waschen.
- Den Spinat und die Champignons auf eine Platte geben und den Fisch obenauf legen. Die Sauce darüber gießen, mit Kerbel bestreuen und sofort mit Basmatireis servieren.

Putenbrust nach Thai-Art

1 Portion enthält:
1228 Kilojoule
294 Kilokalorien
17,8 g Fett
20,7 g Eiweiß
12,6 g Kohlenhydrate
4,8 g Ballaststoffe

1 Bund Frühlingszwiebeln, 1 Knoblauchzehe, 100 g Austernpilze, 2 EL Olivenöl, 300 g Putenbrust, 50 g Macadamianüsse, 1 EL Curry, 1 Tasse Kokosmilch aus der Dose, 4 Ananasscheiben aus der Dose, Sojasauce oder Gemüsebrühe

Zubereitungszeit: etwa 30 Min.

- Das Öl in einem Topf oder Wok erhitzen.
- Die gewaschenen Frühlingszwiebeln in Ringe, die Knoblauchzehe in Scheiben schneiden. Die Pilze putzen und etwas zerkleinern, dann alles zusammen in Öl anbraten.
- Das in dünne Streifen geschnittene Fleisch und die Macadamianüsse dazugeben und mitbraten.
- Den Curry darüber streuen und mit der Kokosmilch aufgießen. 5 Minuten leicht köcheln lassen.
- Die Ananasscheiben in Stücke schneiden und zufügen, mit etwas Sojasauce oder Gemüsebrühe abschmecken.

Tipp
Mit duftendem Basmatireis servieren.

Lamm-Kasserolle

1 Portion enthält:
2979 Kilojoule
711 Kilokalorien
31,8 g Fett
72,9 g Eiweiß
32,8 g Kohlenhydrate
5,3 g Ballaststoffe

750 g Lammschulter, 3 EL Olivenöl, 2 Zwiebeln, 2 Knoblauchzehen, Meersalz, 3/4 l Lammfond oder Gemüsebrühe, 2 Kartoffeln, 500 g grüne Bohnen, 1 TL Bohnenkraut

Zubereitungszeit: etwa 60 Min.

- Das vorbereitete Fleisch in kleine Würfel schneiden.
- Das Öl in einem breiten Topf erhitzen und das Fleisch darin anbraten.
- Die Zwiebeln und die Knoblauchzehen schälen, würfeln bzw. durch die Presse drücken.
- Beides zum Fleisch geben und 5 Minuten mitbraten.
- Mit dem Lammfond aufgießen und 40 Minuten leicht kochen lassen.
- In der Zwischenzeit die Kartoffeln schälen und würfeln. Die Bohnen waschen und putzen.
- Kartoffeln und Bohnen 25 Minuten vor Garende mit dem Bohnenkraut zugeben.

Hasentopf

1 Portion enthält:

3486 Kilojoule
833 Kilokalorien
36,5 g Fett
54,9 g Eiweiß
52,4 g Kohlenhydrate
7,1 g Ballaststoffe

500 g Hasen-Hinterschlegel ohne Knochen, 500 g Kaninchen-Hinterschlegel ohne Knochen, Salz, 6 EL Olivenöl, 3 Zwiebeln, 2 Knoblauchzehen, 2 EL Kräuter der Provence, 1 EL Zimt, 250 g getrocknete, entsteinte Pflaumen, ½ l Rotwein, 1 TL Pfeilwurzelstärke (Saucenbinder), 3 EL Johannisbeergelee

Zubereitungszeit: etwa 120 Min., Foto Seite 78

- Das Fleisch waschen, trockentupfen, in grobe Stücke zerteilen und mit Salz einreiben.
- Das Fleisch in einem Topf in heißem Öl, mit den geschälten, gewürfelten Zwiebeln und Knoblauchzehen, rundum anbraten.
- Kräuter, Zimt und Pflaumen zugeben, mit dem Rotwein aufgießen und bei geringer Hitze langsam 75 Minuten köcheln lassen.
- Zum Schluss die Pfeilwurzelstärke einrühren, nochmals aufkochen lassen und mit dem Gelee abschmecken. Mit Hartweizennudeln und Rotwein servieren.

Chili con Carne

1 Portion enthält:

4600 Kilojoule
1100 Kilokalorien
44,1 g Fett
111,8 g Eiweiß
62,7 g Kohlenhydrate
20,8 g Ballaststoffe

1 kg mageres Rindfleisch, 3 EL Olivenöl, 2 Zwiebeln, 2 Knoblauchzehen, 1 l Rinderbrühe, 1 EL Chilipulver oder Cayennepfeffer, 1 TL Salz , 1 TL Oregano, 1 TL Kreuzkümmelpulver, 1 rote und 1 grüne Paprikaschote, 2 Dosen Kidneybohnen (mit Flüssigkeit), 1 TL Pfeilwurzelstärke

Zubereitungszeit: etwa 70 Min.

- Das Fleisch in Würfel schneiden und in Öl, in einem großen Topf, anbraten.
- Zwiebeln und Knoblauch schälen, würfeln und zum Fleisch geben, kurz mitbraten.
- Mit Brühe aufgießen und mit den Gewürzen abschmecken. Den Deckel aufsetzen und ca. 60 Minuten köcheln lassen.
- Die Paprikaschoten waschen, halbieren, entkernen und in Würfel schneiden.
- Paprikaschoten und Kidneybohnen, mit der Flüssigkeit, dazugeben.
- Die letzten 10 Minuten mitkochen lassen und mit Pfeilwurzelstärke etwas binden.

Tipp

Um das Gericht sehr scharf zu machen, können auch frische Chilischoten verwendet werden.

Chili ist ein Gewürz, das besonders in der mexikanischen Küche durch seine unterschiedliche Schärfe und Geschmack einen festen, traditionellen Platz hat. Aber auch aus der europäischen Küche ist er nicht mehr wegzudenken und verleiht manchen Gerichten erst den richtigen Pepp. Je nach Land und Kultur wird er frisch oder getrocknet, reif oder unreif, gekocht oder roh verwendet. Chili gehört zu den Nachtschattengewächsen (Solanaceae) und ist botanisch bei der Paprikaschote einzuordnen.

Fischfilet auf Sommergemüse

1 Portion enthält:

1535 Kilojoule
367 Kilokalorien
22,4 g Fett
32,9 g Eiweiß
8,0 g Kohlenhydrate
4,1 g Ballaststoffe

2 Möhren, 1 Kohlrabi, 1 Fenchelknolle, 1 EL Butter, 4 mittelgroße Stücke Kabeljaufilet, 2 EL Zitronensaft, 2 EL Butter, 200 g Kräuterfrischkäse, 2 EL Milch, 4 EL gehackte, gemischte Kräuter

Zubereitungszeit: etwa 30 Min.

- Das Gemüse putzen, waschen, schälen und in Scheiben oder Würfel schneiden. In Butter und etwas Wasser dünsten.
- Das Fischfilet waschen, trockentupfen und mit Zitronensaft beträufeln, dann in der heißen Butter von beiden Seiten braten.
- Den Frischkäse mit der Milch zu einer Sauce verrühren und die gehackten Kräuter untermischen.
- Das Gemüse auf einer Platte anrichten, die Fischfilets darauf legen und mit der Sauce und Salzkartoffeln servieren.

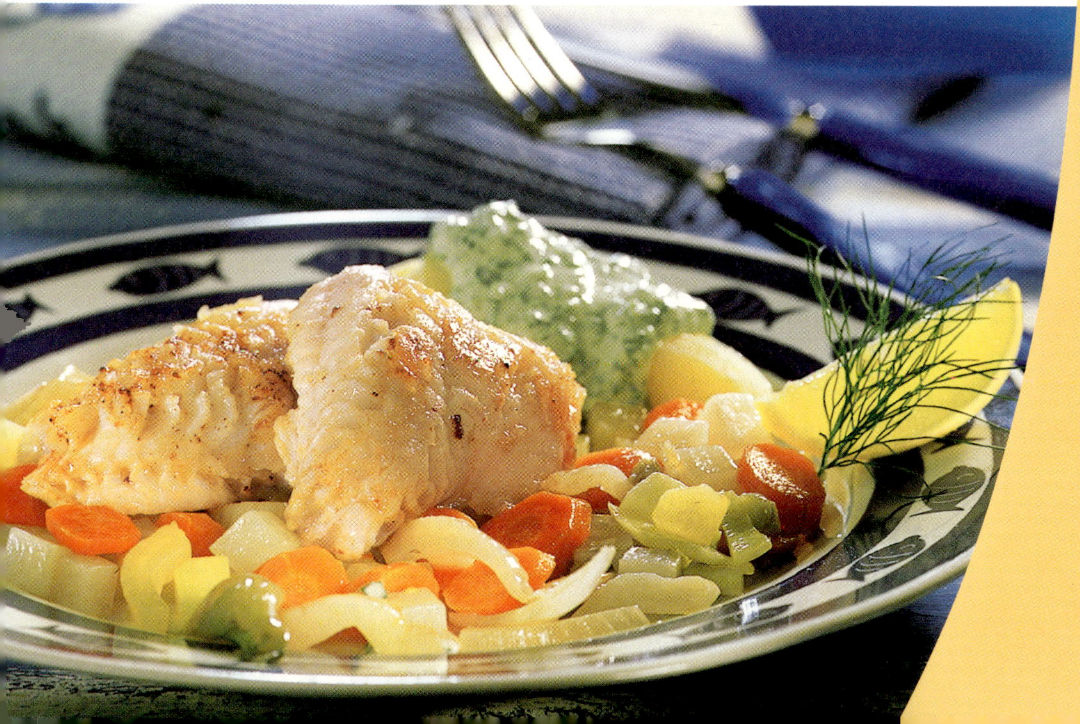

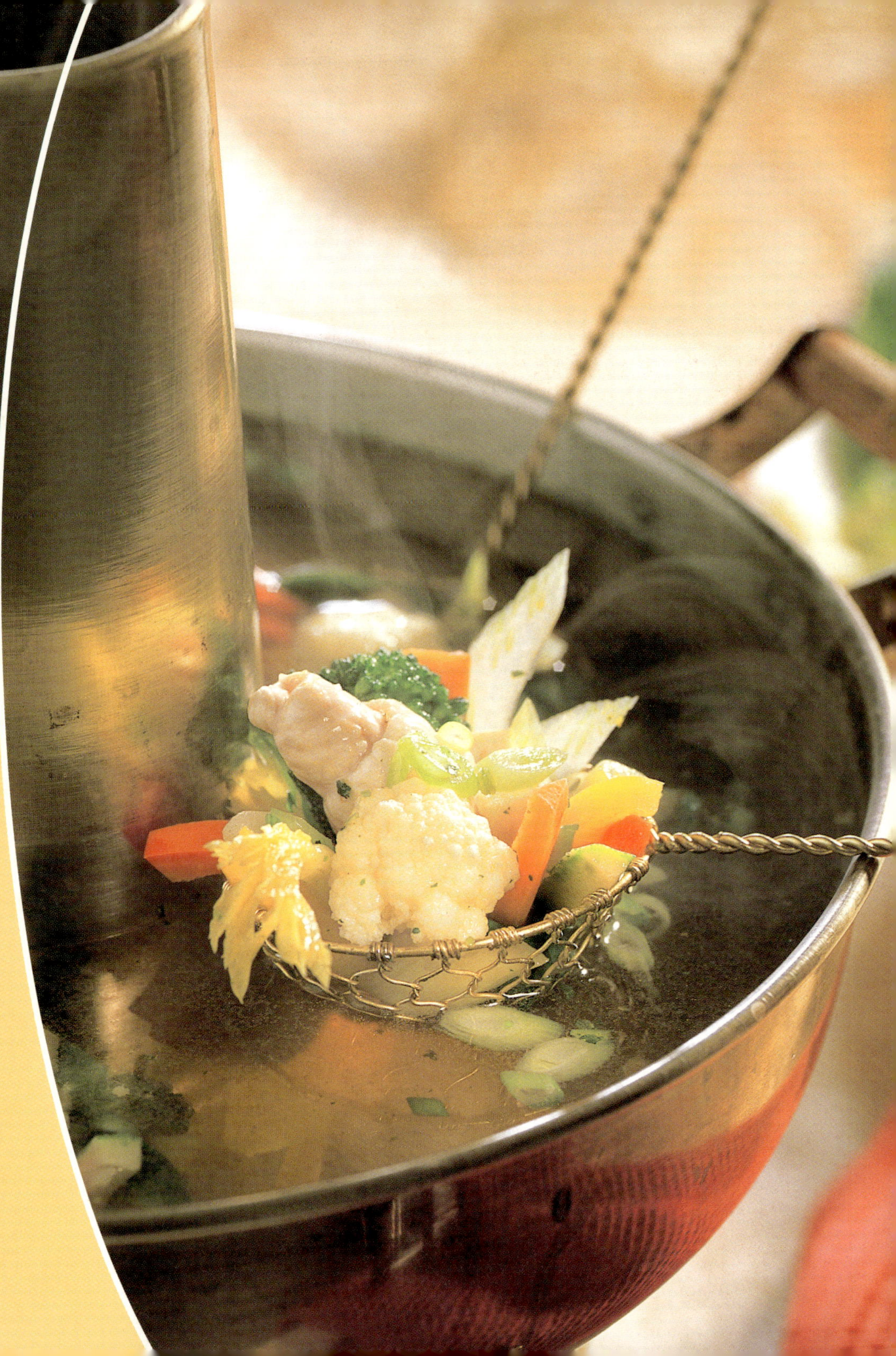

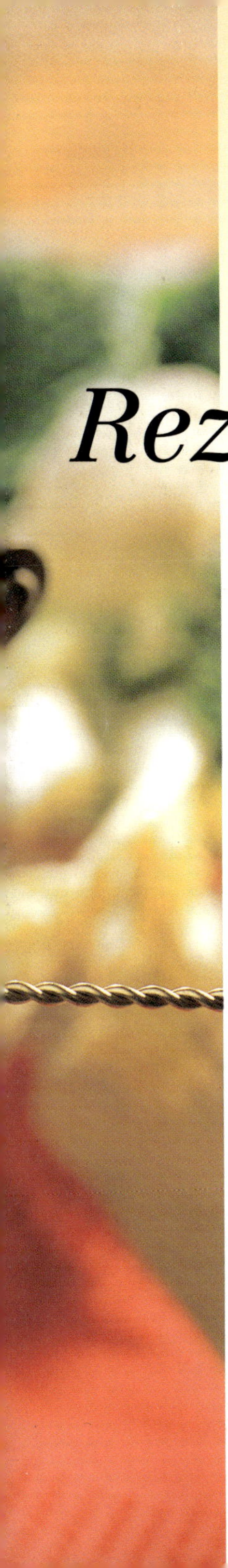

Rezepte für Blutgruppe AB

Die Blutgruppe AB stellt in gewissem Sinne eine Verbindung zwischen den Eigenschaften der Blutgruppen A und B dar. Wenn Sie diesem seltenen Bluttyp angehören, vertragen Sie zwar viele Speisen gut, doch ist Ihr Verdauungssystem etwas anfällig. Suchen Sie sich unter den folgenden Gerichten aus, was Ihnen schmeckt. Bekommen wird Ihnen mit Sicherheit alles.

Frühstück und Snacks

Obstsalat

- Aus den geeigneten Früchten (siehe Tabelle S. 121) herstellen, mit Ahornsirup oder Honig süßen, mit gehackten Erd- und Walnüssen – Hickory-, Macadamia- oder Pekannüssen – Mandeln – Pistazien oder Pinienkernen mischen, mit getrockneten Feigen – Pflaumen oder Rosinen bestreuen und mit Zitronensaft abschmecken.

Müsli

- Aus geeigneten Getreideflocken – Erdnüssen – Walnüssen – Pinienkernen; getrockneten gehackten Feigen – Rosinen und Früchten, Honig – Jogurt usw., nach Geschmack zusammenstellen (siehe Tabellen S. 121, 122, 123).

Interessante Frühstücksideen
Vollkornbrötchen mit Rohkost
Brötchen mit Ananasquark
Grapefruits mit Honig
Honigmelone mit Putenbrust (S. 80)
Essener Brot mit Kräuterrührei
Milchreis mit Sojamilch und verschiedenen Früchten (siehe Tabelle S. 121)
Rohkost aus geeigneten Gemüsesorten. Eventuell mit Nüssen bestreut und mit Zitronensaft abgeschmeckt. Varianten aus geeigneten Zutaten (siehe Tabellen S. 119, 120, 123) zusammenstellen
Dinkelbrot mit Feta und Kräutern
Knäckebrot mit Tofu und Gartenkresse
Pumpernickel mit Gouda und Senf
Roggenbrot mit Feta-Olivenaufstrich (Rezept siehe S. 47). Schmeckt auch zu Gemüsesticks und auf Gurken- oder Apfelscheiben angerichtet
Mozzarella mit Tomaten und Basilikum

Brotauswahl

Essener Brot – Dinkelbrot – Gerstenbrot – Haferbrot – Hirsebrot – Knäckebrot – Mehrkornbrot – Sojabrot – Roggenbrot – Pumpernickel – Vollkornweizenbrot

Brotbelag

Herzhaft: Frischkäse – Hüttenkäse – Mozzarella – Ricotta – Schafskäse (Feta) – Ziegenkäse – Tofu (siehe Tabelle S. 122); Tomaten – Paprikaschoten – Möhren – Gurken – Kräuter – Brunnenkresse – Frühlingszwiebeln usw. (siehe Tabellen S. 119, 120), geeignete Nahrungsmittel

Süß: Honig sowie Marmeladen und Gelees aus geeigneten Früchten (siehe Tabelle S. 121)

Eier

Gekochte Eier – Eier im Glas – Rühreier – Kräutereier – Frühlingsomelette mit Gemüse und Kräutern aus geeigneten Nahrungsmitteln (siehe Tabellen S. 119, 120, 122)

Getränke

Bohnenkaffee – Grüner Tee – Kräutertees: Hagebutten – Kamille – Baldrian – Johanniskraut – Holunder – Lindenblüten – Pfefferminze usw. (siehe Tabelle S. 125)

Frucht- und Gemüsesäfte

Ideal sind: Kirsch – Papaya – Preiselbeere – Traubensaft. Neutral sind: Ananas – Apfel – Aprikosen – Grapefruit oder Pflaumensaft – sowie Gemüsesäfte (siehe Tabelle S. 123)

Früchte und Exoten

Ideal sind Ananas – Feigen – Grapefruits – Pflaumen – Zwetschgen usw. sowie neutrale Sorten (siehe Tabelle S. 121)

Gemüse

Schneiden Sie aus Gemüse wie z. B. Gurken, Tomaten, Champignons, Lauch, Sellerie, Paprikaschoten, Blumenkohl oder Möhren Scheiben, Streifen, Stifte oder Ringe. Kombinieren Sie z. B. Frisch-, Hütten-, Schafskäse, Emmentaler, Gouda, Tofu oder Eier – mit frischen Kräutern und Jogurt Dressings, ein abwechslungsreiches, gesundes Frühstück. Diese vitaminreiche Kost mit ihren aktiven Biostoffen ist besonders gut für die Stärkung des schwachen Immunsystems.

Leichte Vorspeisen

Gegrillte Austernpilze auf Sommersalat

1 Portion enthält:
1274 Kilojoule
304 Kilokalorien
29,0 g Fett
4,5 g Eiweiß
6,9 g Kohlenhydrate
4,0 g Ballaststoffe

1 kleiner Kopfsalat, 1 junge Möhre,
1 Zucchini, 400 g kleine Austernpilze,
2 EL Olivenöl, Meersalz

Für die Sauce:
5 EL Olivenöl, 3 TL Zitronensaft, Meersalz, Kapuzinerkresseblüten, wenn vorhanden, Schnittlauchröllchen

Zubereitungszeit: etwa 30 Min.

- Den Salat putzen, waschen und abtropfen lassen. Die Möhre schälen und in dünne, schräge Scheiben hobeln. Den Zucchini waschen, putzen und in Scheiben schneiden.
- Die Austernpilze vom Strunk schneiden, putzen oder mit etwas Küchenpapier abreiben. Das Öl in einer Pfanne erhitzen, die Austernpilze darin kurz anbraten und mit Salz abschmecken.
- Den Salat und das geputzte Gemüse auf vier Teller legen. Aus Öl, Zitronensaft und Salz eine Sauce rühren und über den Salat träufeln.
- Austernpilze noch warm darauf anrichten, mit Kräutern dekorieren.

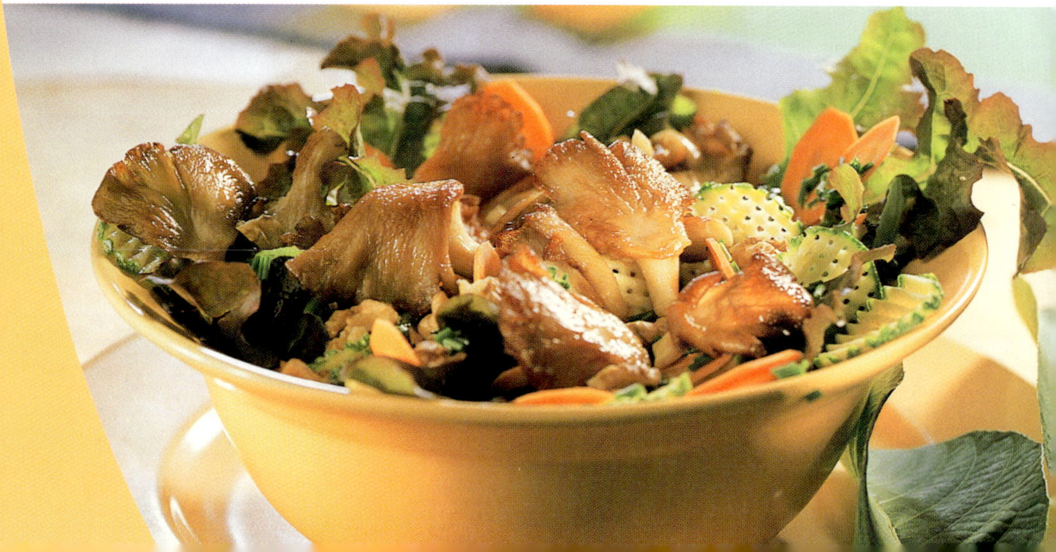

Gurkenquark mit Fladenbrot

1 Portion enthält:
207 Kilojoule
97 Kilokalorien
0,2 g Fett
7,2 g Eiweiß
4,1 g Kohlenhydrate
0,6 g Ballaststoffe

6 EL Magerquark, 1 Frühlingszwiebel, 1 Knoblauchzehe, ½ Salatgurke, Meersalz, 1 TL mittelscharfer Senf, Koriander, Kardamom, Piment, Kümmelpulver, frische, gemischte Kräuter (Petersilie, Dill, Schnittlauch usw.)

Zubereitungszeit: etwa 25 Min.

- Den Quark mit der in Ringe geschnittenen Frühlingszwiebel, der durchgepressten Knoblauchzehe und der Hälfte der geraspelten Salatgurke gut verrühren.
- Den Rest der Gurke in Scheiben schneiden. Mit Meersalz, mittelscharfem Senf und den Gewürzen abschmecken.
- Die gewaschenen und gehackten Kräuter unterrühren.
- Das Basilikumbrot aufschneiden, mit Scheiben von Salatgurke belegen, dann mit dem Quark bestreichen.

Basilikumfladen

1 Portion enthält:
1638 Kilojoule
391 Kilokalorien
23,9 g Fett
7,1 g Eiweiß
37,3 g Kohlenhydrate
6,3 g Ballaststoffe

250 g Vollkornweizenmehl, Meersalz, ¼ l Wasser, 1 TL Liebstöckel, 2 EL Basilikumblätter, 6 EL Olivenöl

Zubereitungszeit: etwa 40 Min.

- Aus Mehl, Wasser und Gewürzen einen glatten Teig kneten und etwas ruhen lassen.
- Dann Kugeln mit ca. 5 cm Durchmesser formen und zu flachen Fladen ausrollen.
- Etwas Öl in einer Pfanne erhitzen und die Fladen beidseitig braten, bis sie eine goldbraune Farbe haben.

BLUTGRUPPE AB

Bulgursalat

1 Portion enthält:

504 Kilojoule
115 Kilokalorien
0 g Fett
4 g Eiweiß
29 g Kohlenhydrate
2 g Ballaststoffe

150 g Bulgur (geschroteter Hartweizen), 1 TL getrocknete Pfefferminze, 1 fein gehackte Zwiebel, 8 EL frische Tomatenwürfel, 1–2 Bund glatte Petersilie

Für die Salatsauce:
3 EL Zitronensaft, 4 EL Olivenöl, Meersalz

Zubereitungszeit: etwa 90 Min.

- Den Bulgur etwa 1 Stunde in reichlich Wasser einweichen. Die Pfefferminze in 1 EL Wasser ziehen lassen. Den abgetropften Bulgur, Pfefferminze, Tomaten und die feingehackte Petersilie vermischen.
- Für die Sauce die angegebenen Zutaten verrühren, unter den Bulgursalat heben und etwa 15 Minuten ziehen lassen.

Tunfischsalat »Neptun«

1 Portion enthält:

2923 Kilojoule
698 Kilokalorien
43,2 g Fett
25,6 g Eiweiß
52,3 g Kohlenhydrate
4,0 g Ballaststoffe

700 g gegarter Vollkornreis (250 g roh), 1 Dose Tunfisch in Öl (185 g), 2 hartgekochte Eier, 2 Tomaten, 100 g geröstete Erdnüsse, Saft von 1 Zitrone

Für die Salatsauce:
5 EL Olivenöl, 3 EL Zitronensaft,
1 zerdrückte Knoblauchzehe,
½ TL Meersalz, 1 Bund gehackter Dill

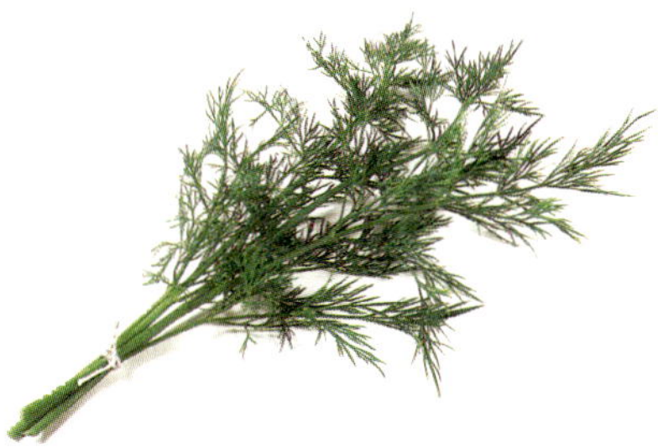

Zubereitungszeit: etwa 30 Min.

- Den gegarten, kalten Reis in eine Schüssel geben und den Tunfisch auf einem Sieb abtropfen lassen.
- Die Eier schälen und würfeln, die Tomaten achteln und die Erdnüsse grob hacken.
- Alle Zutaten zum Reis geben. Für die Sauce alle angegebenen Zutaten vermischen und über den Salat gießen.
- Den Salat locker mischen und etwa 15 Minuten ziehen lassen.

Lachstatar mit Folienkartoffeln

1 Portion enthält:
838 Kilojoule
200 Kilokalorien
8,1 g Fett
23,5 g Eiweiß
7,2 g Kohlenhydrate
0,5 g Ballaststoffe

500 g Lachsfilet, 4 EL Zitronensaft, 2 kleine Zwiebeln, 1 Bund Petersilie, Meersalz, Friséesalatblätter, 4 Zitronenscheiben

Zubereitungszeit: etwa 20 Min.

- Den Fisch waschen, trockentupfen und in Zitronensaft 10 Minuten marinieren, dann mit einem Messer fein hacken.
- Die Zwiebeln schälen und würfeln. Die Petersilie waschen und fein schneiden.
- Den Lachs mit den Zwiebeln und der Petersilie vermischen. Mit Salz abschmecken.
- Auf Tellern anrichten und jede Portion mit etwas Friséesalat und einer Zitronenscheibe zu Folienkartoffeln (siehe Rezept Seite 90) oder frischem Dinkelbrot als Vorspeise servieren.

Gefüllte Zaziki-Gurke

1 Portion enthält:

383 Kilojoule
166 Kilokalorien
2,2 g Fett
10,1 g Eiweiß
7,1 g Kohlenhydrate
0,7 g Ballaststoffe

250 g Magerquark, ½ Becher saure Sahne, Meersalz, 6 Knoblauchzehen, 1 Salatgurke, 1 Bund Schnittlauch, 1 Bund Dill

Zubereitungszeit: etwa 35 Min.

- Den Quark mit der Sahne verrühren und mit Salz abschmecken.
- Die Knoblauchzehen schälen und durch die Presse drücken.
- Die Salatgurke schälen, der Länge nach halbieren und mit einem Teelöffel die Kerne herausschaben. Die Gurke raspeln und mit der Quarkmasse verrühren.
- Die Kräuter waschen, fein schneiden und zusammen mit dem Knoblauch unter die Masse mischen. Kalt stellen.
- Die Gurkenspeise eiskalt mit Bauernbrot oder Folienkartoffeln servieren.

Gemüse-Carpaccio

1 Portion enthält:

693 Kilojoule
165 Kilokalorien
15,3 g Fett
1,7 g Eiweiß
5,4 g Kohlenhydrate
2,8 g Ballaststoffe

1 Zucchini, 100 g Cocktailtomaten, 2 Möhren, 1 Kohlrabi

Für die Salatsauce:
1 TL Kräutersenf, 2 EL Zitronensaft, Meersalz, 1 Knoblauchzehe, 4 EL Olivenöl, 4 Stängel glatte Petersilie

Zubereitungszeit: etwa 20 Min.

- Die Zucchini putzen, waschen und in kleine Würfel schneiden.
- Die Tomaten waschen und halbieren. Die Möhren und den Kohlrabi schälen und mit einem Gemüsehobel in dünne Scheiben schneiden.
- Aus Senf, Zitronensaft, Salz, gepresstem Knoblauch und Olivenöl eine Sauce rühren.
- Die Petersilie waschen und in Blättchen pflücken.
- Die Kohlrabi- und Möhrenscheiben dekorativ auf vier Teller auflegen, die Zucchini und Tomatenhälften darüber streuen und mit der Salatsauce beträufeln.
- Das Carpaccio mit den Petersilienblättchen garnieren und als leichte sommerliche Vorspeise servieren.

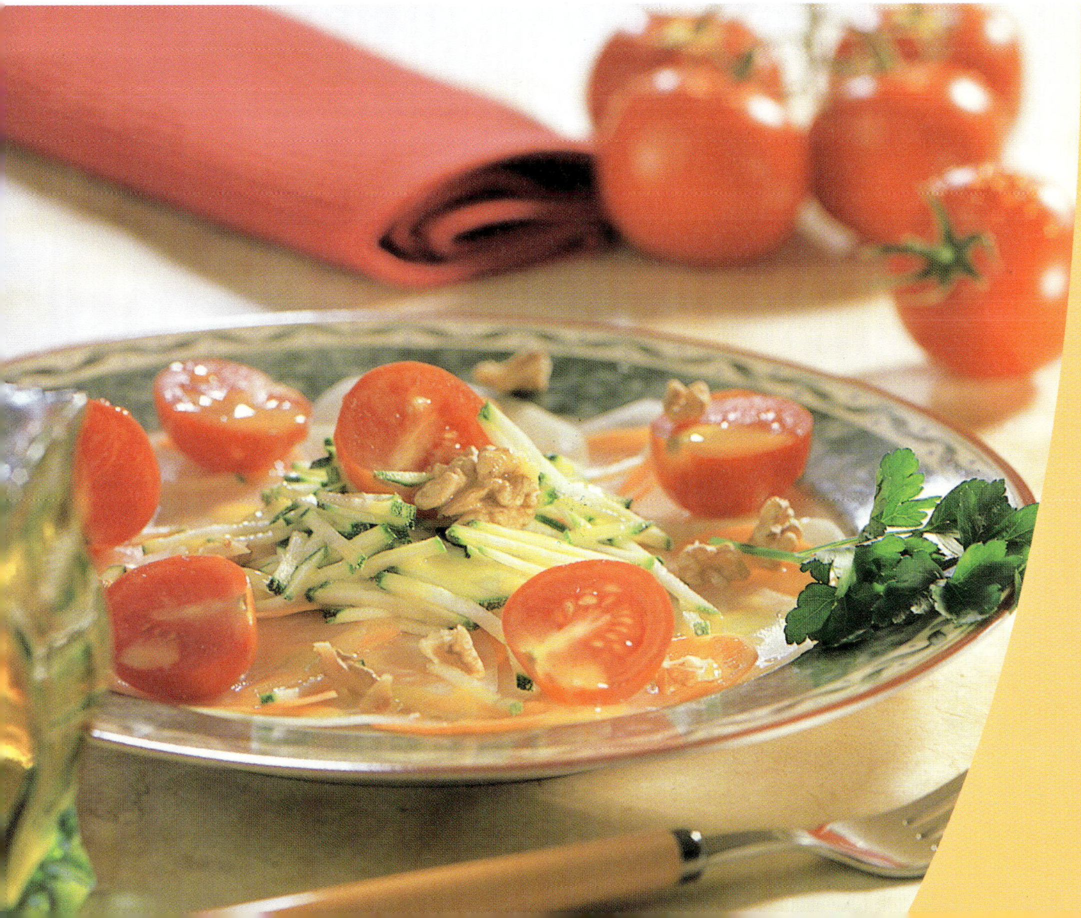

Graved Lachs mit Austernpilzen

1 Portion enthält:

661 Kilojoule
158 Kilokalorien
12,3 g Fett
10,0 g Eiweiß
2,2 g Kohlenhydrate
0,9 g Ballaststoffe

500 g Lachsfilet (nicht häuten), 5 EL Kräutersenf, Meersalz, 1 EL Zucker, 1 TL geraspelte Zitronenschale, 2 Bund Dill, 400 g Austernpilze, 1 kleine Frühlingszwiebel, 3 EL Olivenöl, Meersalz

Für die Sauce:

3 EL Kräutersenf, Saft von ½ Zitrone, Meersalz, 1 EL Zucker

Zubereitungszeit: etwa 60 Min. ohne Marinierzeit

- Die Lachsfilets mit der Hautseite nach unten auf die Arbeitsfläche legen. Die Filets mit Senf, Salz und Zucker einreiben. Mit der Zitronenschale bestreuen.
- Den Dill waschen, fein hacken und auf den Fisch streuen.
- Den Fisch mit den Hautseiten nach außen zusammenklappen und fest in Klarsichtfolie einwickeln. 24 Stunden in den Kühlschrank stellen, etwas beschweren und nach 12 Stunden den Fisch einmal umdrehen.
- Zum Anrichten das Lachsfilet in hauchdünne Scheiben schneiden. Die Austernpilze mit Küchenpapier säubern, etwas zerkleinern oder in Streifen schneiden.
- Die Frühlingszwiebel putzen, waschen und in feine Ringe schneiden.
- Das Öl erhitzen und die Zwiebelringe darin andünsten.
- Die Austernpilze dazugeben, mit Salz abschmecken und gar braten.
- Für die Sauce den Senf mit dem Zitronensaft verrühren, dann das Öl nach und nach dazurühren, bis die Sauce sämig wird. Die Sauce mit Salz und Zucker abschmecken.
- Die Lachsscheiben auf vier Tellern anrichten und mit der Senfsauce und den Austernpilzen servieren.

Tipp

Nach dem gleichen Rezept können auch Lachsforellen zubereitet werden.

Sellerieschnitzel auf Jogurt-Schnittlauchsauce

1 Portion enthält:

661 Kilojoule
158 Kilokalorien
12,3 g Fett
10,0 g Eiweiß
2,2 g Kohlenhydrate
0,9 g Ballaststoffe

Für die Schnitzel:
2 kleine Sellerieknollen, Meersalz, 2 EL Roggenmehl, 2 Eier, Schwarzer Pfeffer 100 g Vollkorn-Semmelbrösel (Paniermehl)

Zum Braten:
50 g Olivenöl, 50 g Butter

Für die Sauce:
200 g Naturjogurt, 3 EL süße Sahne, Meersalz, Schwarzer Pfeffer, Saft von $\frac{1}{2}$ Zitrone, 4 EL Schnittlauchröllchen

Zubereitungszeit: etwa 75 Min.

- Die Sellerieknollen waschen, in kochendem Salzwasser bissfest garen. Den Sellerie abkühlen lassen, schälen und in $1\frac{1}{2}$ cm dicke Scheiben schneiden.
- Die Scheiben zuerst in Mehl, dann in den verquirlten Eiern und zum Schluss in den mit Salz, frischgemahlenem Pfeffer und Muskat gewürzten Vollkornsemmelbröseln wenden. Die Panierung fest andrücken.
- Das Öl und die Butter erhitzen, die Sellerieschnitzel auf beiden Seiten goldgelb und knusprig braten.
- Den Jogurt mit der Sahne verrühren, mit Salz, frischgemahlenem Pfeffer und Zitronensaft abschmecken. Zum Schluss die Schnittlauchröllchen unterrühren.
- Die Schnittlauchsauce in die Mitte des Tellers geben und die Sellerieschnitzel darauf anrichten.

Köstliche Hauptgerichte

Brokkoli-Sprossen-Auflauf

1 Portion enthält:
1203 Kilojoule
289 Kilokalorien
20,0 g Fett
17,4 g Eiweiß
9,2 g Kohlenhydrate
6,6 g Ballaststoffe

700 g Brokkoli, 250 g Alfalfasprossen, 1 Zwiebel, 1 EL Olivenöl, ⅛ l Gemüsebrühe, Meersalz, 1 EL Olivenöl für die Form

Außerdem:
2 Eier, 100 g saure Sahne, 100 g Mozzarella

Zubereitungszeit: etwa 30 Min.

- Den Brokkoli waschen, putzen und gut abtropfen lassen.
- Die Sprossenkeime mehrmals mit kaltem Wasser gründlich waschen, abtropfen lassen und verlesen.
- Die Zwiebel schälen, würfeln und in einem Topf in Öl andünsten.
- Den Brokkoli mit der Brühe hinzufügen und ca. 8 Minuten bei geschlossenem Topf dünsten lassen. Leicht mit Salz abschmecken.
- Den Brokkoli und die Alfalfasprossen in die Auflaufform geben.
- Die Eier mit der Sahne verrühren und darüber gießen. Den Mozzarella in Scheiben schneiden und auf dem Gemüse verteilen. Im vorgeheizten Backofen bei 250 °C 15 Minuten überbacken.

Gefüllte Wirsingbällchen

1 Portion enthält:
1206 Kilojoule
288 Kilokalorien
16,4 g Fett
6,4 g Eiweiß
28,5 g Kohlenhydrate
4,0 g Ballaststoffe

125 g Naturreis, ¼ l Wasser, 1 Zwiebel, 2 EL Olivenöl, 1 EL Vollkornsemmelbrösel, 1 Ei, Meersalz, geriebene Muskatnuss, 1 EL gehackte Kräuter, 1 mittelgroßer Wirsingkohl, 2 EL Olivenöl

Außerdem:
Miso oder Gemüsebrühe, 2 EL saure Sahne, 1 Tomate

Zubereitungszeit: etwa 45 Min.

- Den Reis zubereiten und abkühlen lassen.
- Die Zwiebel schälen und klein würfeln. Das Öl erhitzen und die Zwiebel darin andünsten.
- Die restlichen Zutaten (ohne Wirsing) und die Gewürze zum Reis geben und durchmischen.
- Den geputzten und gewaschenen Wirsing in kochendem Salzwasser 3 Minuten blanchieren. Die Blätter abtrennen und jeweils 1–2 Blätter in eine Kelle legen.
- Die Füllung hineingeben und die Blätter zusammenlegen. Die so geformten Wirsingbällchen in Öl anbraten, mit etwas Kohlwasser auffüllen, mit Miso würzen und 30 Minuten gar schmoren lassen.
- Die Sauce mit der sauren Sahne binden. Die Tomate waschen, den Stielansatz herausschneiden und würfeln.
- Die Wirsingbällchen in der Sauce anrichten und mit der gewürfelten Tomate bestreuen.

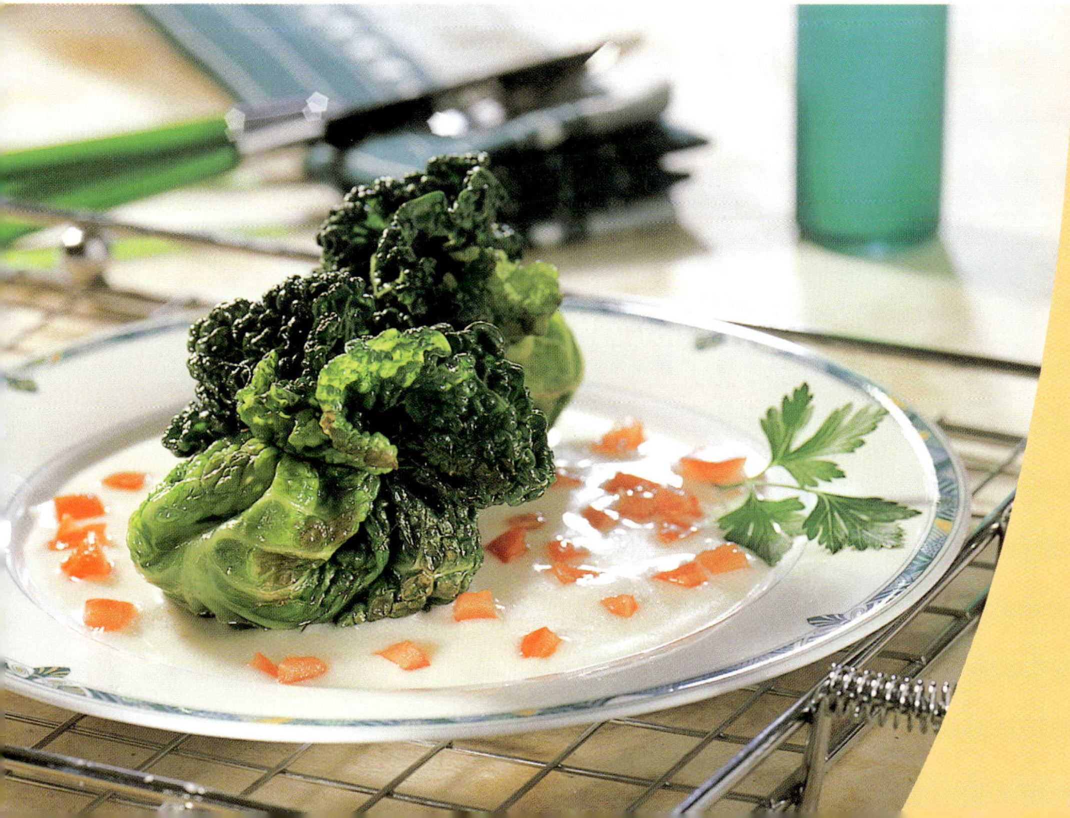

Hasenragout mit Backpflaumen

1 Portion enthält:
3725 Kilojoule
890 Kilokalorien
35,1 g Fett
71,2 g Eiweiß
52,8 g Kohlenhydrate
10,3 g Ballaststoffe

6 EL Olivenöl, 1 kg Hasenfleisch, 2 Zwiebeln, 2 Knoblauchzehen, 1 Möhre, 1/4 Sellerieknolle, 1 Stange Lauch, 250 g getrocknete und entsteinte Pflaumen, 1 EL Kräuter der Provence, 2 Wacholderbeeren, Salz, 1/2 l Rotwein, 1/4 l Wild- oder Gemüsefond, 1 gestr. EL Pfeilwurzelstärke (Saucenbinder), 3 EL Preiselbeeren, Salz, 1 EL Zimt, 3 EL saure Sahne

Zubereitungszeit: etwa 90 Min.

- Das Öl in einem Topf erhitzen und das in Würfel geschnittene Hasenfleisch darin rundum anbraten.
- Die Zwiebeln und die Knoblauchzehen schälen und in Scheiben schneiden, danach zum Fleisch geben und andünsten.
- Die Möhre und den Sellerie schälen, dann in Stifte schneiden. Den Lauch putzen, waschen und in Ringe schneiden.
- Das Gemüse, die Pflaumen und die Kräuter zum Ragout geben und 20 Minuten mitdünsten.
- Den Rotwein und die Brühe dazu gießen und den Topf zum Kochen bringen. Bei geringer Hitze 60 Minuten leicht köcheln lassen.
- Zum Schluss mit der Pfeilwurzelstärke binden und mit den Preiselbeeren, Salz, Zimt und der Sahne abschmecken.

Kräuterlammkeule

1 Portion enthält:
2112 Kilojoule
504 Kilokalorien
26,8 g Fett
54,5 g Eiweiß
6,9 g Kohlenhydrate
2,3 g Ballaststoffe

1 kg Lammkeule ohne Knochen, Meersalz, 2 EL Kräutersenf, gemahlener Kümmel, 4 Knoblauchzehen, 2 große Zwiebeln, 3 EL Olivenöl, 1 Bund Suppengrün, 2 Salbeiblätter, 1 Zweig Rosmarin, 1 Zweig Thymian, 1/8 l Rotwein, 1 Becher saure Sahne (150 g)

Zubereitungszeit: etwa 90 Min.

- Die entbeinte Lammkeule an der Fettseite mit einem scharfen Messer rautenförmig einschneiden. Innen mit Salz, Senf und gemahlenem Kümmel einreiben.
- Die Zwiebeln und Knoblauchzehen schälen, klein hacken und in die Lammkeule füllen.
- Die Keule zusammenklappen und mit Küchengarn zusammenbinden. Die Keule von außen mit Salz einreiben.
- Das Öl in einem Topf erhitzen und die Lammkeule darin von allen Seiten schön braun anbraten.
- Das Suppengrün putzen, waschen, grob zerkleinern und mit den gewaschenen Kräutern zum Fleisch geben.
- Mit dem Rotwein aufgießen und zugedeckt 50–60 Minuten garen. Die Keule aus dem Topf nehmen und noch etwas ruhen lassen.
- In der Zwischenzeit den Bratenfond lösen, mit Salz abschmecken und die saure Sahne mit einem Schneebesen unterrühren.
- Die Lammkeule aufschneiden, sie müsste innen noch rosa sein, und mit grünen Bohnen, Apfelrotkohl, Bohnen- oder Rotkohlsalat servieren. Dazu passt ein guter Rotwein oder ein kühles Bier.

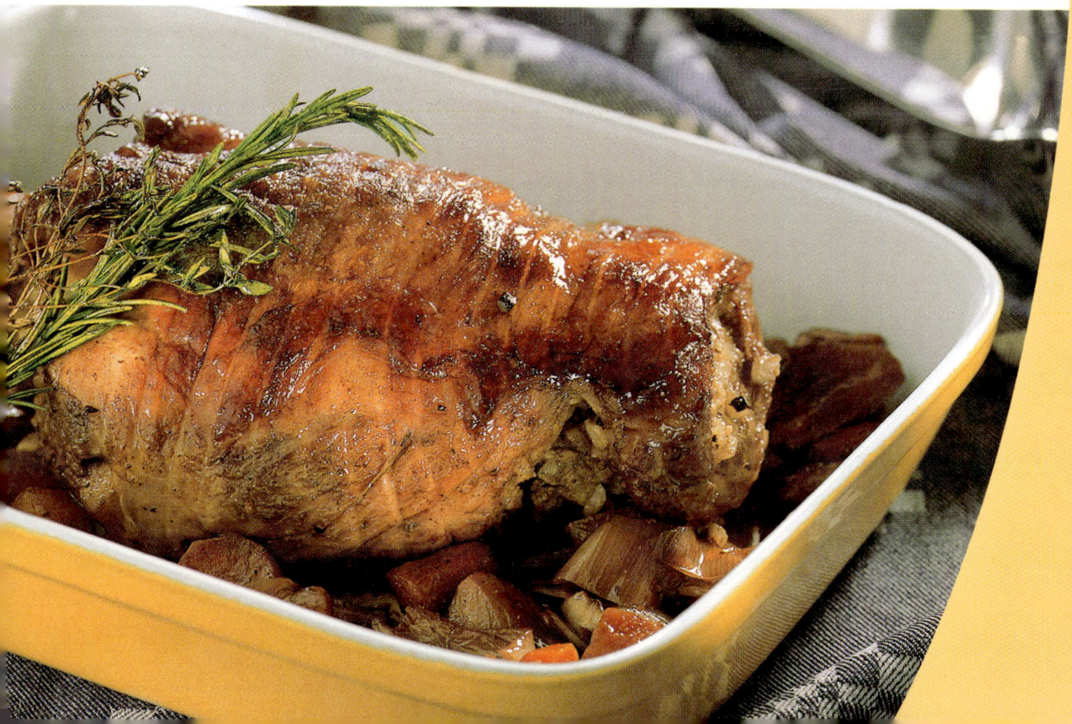

Gemüsecurry

1 Portion enthält:
1900 Kilojoule
452 Kilokalorien
24,3 g Fett
9,8 g Eiweiß
48,1 g Kohlenhydrate
5,5 g Ballaststoffe

200 g Naturreis, 1 kg gemischtes Gemüse, z. B. Staudensellerie, Brokkoli, grüner Spargel, Erbsen, 1 Zwiebel, 1 Knoblauchzehe, 2 EL Olivenöl, 2 TL Kurkuma (Gelbwurz), 1 ½ TL Kreuzkümmel, 1 TL Ingwerpulver, 1 TL gemahlener Koriander, 2 EL Olivenöl, ⅛ l Sojamilch, Meersalz, 2 EL gehackte Petersilie, 40 g Mandelblättchen, 100 g saure Sahne

Zubereitungszeit: etwa 50 Min.

- Den Reis mit vier Tassen Wasser 30 Minuten garen, abtropfen lassen und warm stellen.
- Das Gemüse putzen, waschen und je nach Art zerkleinern.
- Die Zwiebeln und den Knoblauch schälen, dann klein hacken.
- Das Öl erhitzen und alle Gewürze darin unter Rühren anrösten.
- Die Gewürze unter den Reis mischen.
- Die Zwiebeln, den Knoblauch und das Gemüse in Öl andünsten; die Sojamilch dazugeben und unter häufigem Rühren in etwa 15 Minuten bissfest garen. Mit Salz abschmecken und mit Petersilie bestreut auf vorgewärmte Teller geben.
- Die Mandelblättchen in einer beschichteten Pfanne leicht anrösten und einen Teil unter den Reis mischen, den Rest über das Gemüse streuen.
- Den Reis mit dem Gemüsecurry und der sauren Sahne anrichten.

Tipp

Um kleine Portionen Reis zu kochen, gilt die Grundregel: 1 Teil Reis auf 2 Teile Flüssigkeit.

Fleisch-Gemüse-Fondue mit Tofu

1 Portion enthält:

1130 Kilojoule
269 Kilokalorien
5,9 g Fett
41,4 g Eiweiß
11,5 g Kohlenhydrate
4,5 g Ballaststoffe

500 g Putenbrust, 750 g gemischtes Gemüse (Chinakohl, Spinat, Staudensellerie, Blumenkohl, Zucchini, Brokkoli, Fenchel, Möhren, Lauch etc.), 300 g Tofu, 2 l Gemüsebrühe, 2 Frühlingszwiebeln, 1 EL Sojasauce

Zubereitungszeit: etwa 40 Min., Foto Seite 96

- Die Putenbrust einfrieren, 4 Stunden vor Gebrauch aus der Kühlung nehmen, nach ca. 3½ Stunden, mit einer elektrischen Maschine in dünne Scheiben schneiden und auf einer Platte zusammengerollt anrichten.
- Das Gemüse putzen, waschen und je nach Art zerkleinern. Feste Gemüse wie Staudensellerie, Blumenkohlröschen, Brokkoli, Fenchel oder Möhren in kochendem Salzwasser 6 Minuten vorgaren.
- Den Tofu in Würfel schneiden und anrichten.
- Die Gemüsebrühe aufkochen. Die Frühlingszwiebeln in dünne Ringe schneiden und hinzufügen. Mit der Sojasauce würzen.
- Die Brühe in einen Fonduetopf gießen und auf ein Rechaud stellen.
- Jeder Gast taucht Fleisch, Gemüse oder Tofu mit Fonduegabeln oder kleinen Sieben in die siedende Brühe.
- Die Tofuwürfel 1–2 Minuten erwärmen, das Gemüse benötigt 1–3 Minuten Garzeit. Die Putenbrustscheiben nur kurz ziehen lassen.
- Zum Fondue verschiedene Saucen und duftenden Basmatireis reichen.

Tipp

An diesem Fleisch-Gemüse-Fondue mit Tofu können alle Blutgruppen teilnehmen. Man muss nur aus den Tabellen (siehe S. 119, 120) sich die Gemüsesorten auswählen, welche für die jeweilige Blutgruppe am besten geeignet sind.

Irishstew

1 Portion enthält:
2300 Kilojoule
550 Kilokalorien
30,23 g Fett
53,9 g Eiweiß
15,1 g Kohlenhydrate
5,7 g Ballaststoffe

750 g Hammel- oder Lammfleisch, 4 EL Olivenöl, 1 kg Weißkohl, 3 große Kartoffeln, 2 Zwiebeln, Meersalz, 1 TL Kümmel, ³/₄ l Gemüsebrühe oder Miso

Zubereitungszeit: etwa 75 Min.

- Das Fleisch waschen, trockentupfen und in Würfel schneiden.
- Das Öl in einem Topf erhitzen und die Hammelwürfel scharf von allen Seiten anbraten.
- Den Kohl putzen, waschen, vierteln, den Strunk entfernen und grob raffeln. Die Kartoffeln und die Zwiebeln schälen, dann würfeln.
- Zum Fleisch geben, mit Salz und Kümmel abschmecken. Mit der Brühe aufgießen und zugedeckt 60 Minuten garen lassen.

Tipp

Bereiten Sie gleich die doppelte Menge zu, das Gericht eignet sich sehr gut zum Einfrieren.

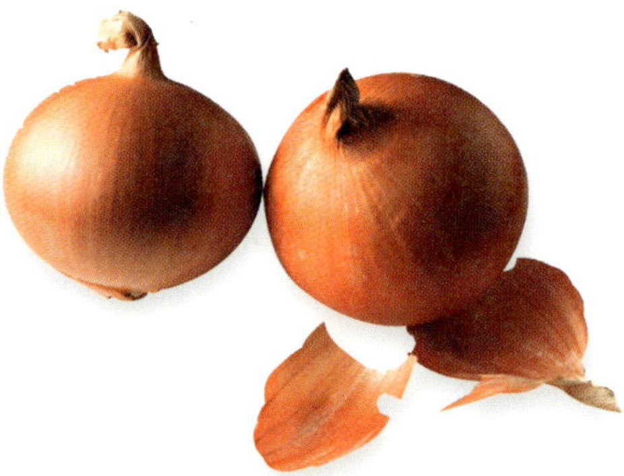

Griechisches Moussaka

1 Portion enthält:
3004 Kilojoule
716 Kilokalorien
49,4 g Fett
41,8 g Eiweiß
26,3 g Kohlenhydrate
14,6 g Ballaststoffe

1,5 kg Auberginen, Meersalz, 4 EL Vollkornmehl, 1/8 l Olivenöl, 2 Zwiebeln, 4 Knoblauchzehen, 500 g Lammhackfleisch, Meersalz, 1/2 Bund Oregano, 500 g Fleischtomaten, 4 EL geriebener Emmentaler, Olivenöl für die Form, 1 Eigelb, 1 Becher saure Sahne (150 g), 1/8 l Sojamilch, 1/2 TL Pfeilwurzelstärke (Saucenbinder)

Zubereitungszeit: etwa 90 Min.

- Die Auberginen waschen, putzen und in dicke Scheiben schneiden. Auf Küchenpapier legen und kräftig mit Salz bestreuen, ca. 30 Minuten ziehen lassen. Dann abspülen, trockentupfen und mit Mehl bestäuben.
- Das Öl in einer Pfanne erhitzen und die Auberginenscheiben nacheinander auf jeder Seite anbraten, herausnehmen und auf Küchenpapier abtropfen lassen.
- Die Zwiebeln und die Knoblauchzehen schälen, fein hacken und in dem Öl andünsten.
- Das Lammhack hinzufügen, unter Rühren anbraten und mit Salz abschmecken.
- Oregano waschen, fein schneiden und unter das Lammhack geben.
- Die Tomaten kurz in kochendes Wasser tauchen, häuten und in Scheiben schneiden.
- Eine feuerfeste Form mit etwas Öl einfetten, mit der Hälfte der Auberginen auslegen und etwas vom Emmentaler darüber streuen. Darauf dann die Hälfte der Hackmasse schichten und den Vorgang wiederholen. Zum Schluss die Tomaten darauf legen.
- Das Eigelb mit Sahne, Sojamilch und der Pfeilwurzelstärke verrühren und über den Auflauf gießen. Im vorgeheizten Backofen bei 180 °C ca. 60 Minuten backen.

Lachskotelett auf Lauchgemüse

1 Portion enthält:
1711 Kilojoule
409 Kilokalorien
25,5 g Fett
39,2 g Eiweiß
3,3 g Kohlenhydrate
2,2 g Ballaststoffe

4 Lachskoteletts (à 200 g), Saft von 1 Zitrone, Meersalz, 2 Stangen Lauch, Alufolie

Zum Garen:
4 TL Butter, ½ Glas Weißwein, Zitronenspalten

Zubereitungszeit: etwa 30 Min.

- Die Lachskoteletts waschen und trockentupfen. Mit dem Zitronensaft beträufeln und leicht salzen.
- Den Lauch waschen, putzen und in feine Ringe schneiden. Den Lauch auf 4 große Stücke Alufolie verteilen.
- Die Lachsstücke darauf legen, die Seitenteile hochklappen, die Butter und den Wein zugeben.
- Die Alufolie zu einem festen Paket zusammenfalten. Entweder auf dem Grill 8 bis 10 Minuten braten oder im vorgeheizten Backofen bei 200 °C 20 Minuten backen. Mit Petersilien- oder Folienkartoffeln (siehe Seite 90) und Zitronenspalten servieren.

Tipp

Nach diesem Rezept können Sie auch andere Fischarten mit Gemüsen nach Wahl zubereiten.

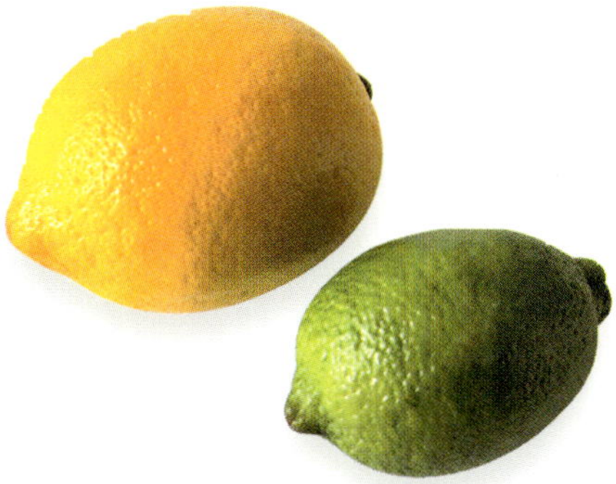

Champignonreis

1 Portion enthält:

1229 Kilojoule
293 Kilokalorien
8,0 g Fett
6,0 g Eiweiß
49,0 g Kohlenhydrate
2,1 g Ballaststoffe

250 g Vollkornreis, $^3/_4$ l Gemüsebrühe oder Miso, 250 g Champignons, 2 EL Olivenöl, Meersalz

Zum Garnieren:
1 Bund Petersilie

Zubereitungszeit: etwa 40 Min.

- Den Reis in der Gemüsebrühe aufkochen lassen, dann im geschlossenen Topf 30 Minuten quellen lassen.
- Die Champignons putzen, wenn nötig waschen und klein schneiden.
- Die Pilze im Öl 5 Minuten dünsten und zum Schluss unter den Reis mischen. Eventuell mit Salz abschmecken.
- Die Petersilie waschen, klein schneiden und den Reis damit bestreuen. Den Champignonreis zu gegrillten Lammfilets, Putenschnitzel oder Fisch servieren.

Tipp

Ersetzen Sie die Champignons durch in Scheiben geschnittene Zucchini.

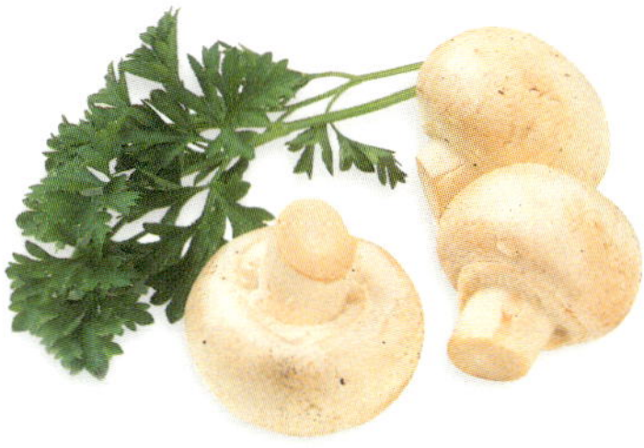

Nahrungsmitteltabellen

Mit Hilfe dieser Tabellen können Sie ganz einfach, sozusagen auf einen Blick, Ihren individuellen Ernährungsplan aus den zwölf Gruppen zusammenstellen.
Das mühsame Kalorienzählen fällt weg und Sie können sich von den »idealen« und »neutralen« Lebensmitteln aussuchen, was Ihnen schmeckt.
Sehen Sie sich im Rezeptteil auch die Rezepte der anderen Blutgruppen an; manchmal muss man nur ein oder zwei Nahrungsmittel austauschen und schon entsteht ein neues Rezept für Ihre Blutgruppe.
Mit den Nahrungsmitteltabellen haben Sie einen schnellen Überblick, experimentieren Sie ruhig einmal.

Zeichenerklärung: ○ = ideal, – = neutral, ● = vermeiden

Fleisch, Geflügel & Eier

0	A	B	AB	
–	–	○	–	Eier
–	●	●	●	Ente
●	●	●	●	Frühstücksspeck
●	●	●	●	Gans
○	●	○	○	Hammel
–	●	○	○	Hase
○	●	●	●	Herz
○	●	○	●	Hirsch
–	–	●	●	Huhn
○	●	–	●	Kalb

0	A	B	AB	
–	●	○	○	Kaninchen
○	●	○	○	Lamm
○	●	○	–	Leber
–	●	●	●	Rebhuhn
○	●	○	●	Reh
○	●	–	●	Rind
●	●	●	●	Schinken
●	●	●	●	Schwein
–	–	–	○	Truthahn
–	●	●	●	Wachteln

Fisch & Meeresfrüchte

0	A	B	AB	
–	●	●	●	Aal
–	●	●	●	Austern
–	●	○	●	Flunder
○	○	○	–	Flussbarsch
–	●	●	●	Flusskrebse

0	A	B	AB	
–	●	●	●	Garnelen
○	–	○	○	Hecht
○	●	○	●	Heilbutt
○	●	○	–	Hering (frisch)
●	●	○	●	Hering (mariniert)

Fisch & Meeresfrüchte

0	A	B	AB	
–	●	●	●	Hummer
–	●	–	–	Jakobsmuscheln
○	○	○	○	Kabeljau
–	○	–	–	Karpfen
●	●	○	○	Kaviar
–	●	●	●	Krabben
○	○	○	○	Lachs, roh
–	○	○	○	Lachsforelle
○	○	○	○	Makrele
–	●	●	○	Miesmuscheln
●	●	●	●	Räucherlachs
○	○	○	○	Regenbogenforelle
○	○	○	○	Renke (Felchen)
–	–	○	○	Rotbarsch
○	○	○	○	Roter Schnapper
–	●	●	●	Sardellen (Anchovis)
○	○	○	○	Sardine
–	●	○	●	Schellfisch

0	A	B	AB	
○	–	○	○	Schwertfisch
○	●	○	○	Seehecht
–	●	○	–	Seelachs
–	○	○	○	Seeteufel
○	●	○	○	Seezunge
–	–	–	–	Stint
○	–	○	○	Stör
–	●	–	●	Tintenfisch (Kalmar)
●	●	●	●	Tintenfisch (Oktopus)
–	–	–	○	Tunfisch, weißer
–	●	●	●	Venusmuscheln
–	○	●	○	Weinberg-schnecken
●	●	–	–	Wels (Waller, Katzen-fisch)
●	–	●	●	Wolfsbarsch (Loup de mer)
–	–	○	○	Zackenbarsch

Gemüse & Salate

0	A	B	AB	
●	○	–	○	Alfalfasprossen
○	–	–	–	Algen
○	○	●	●	Artischocken
●	●	○	○	Auberginen
–	○	–	–	Austernpilze
●	–	●	●	Avocados
–	–	–	–	Bambussprossen
●	–	○	○	Blumenkohl
○	○	○	○	Brokkoli
–	–	–	–	Brunnenkresse
●	●	–	–	Champignons
○	○	–	–	Chicorée
–	●	○	●	Chilischoten
●	●	○	–	Chinakohl

0	A	B	AB	
–	–	–	–	Eisbergsalat
○	–	–	–	Endiviensalat
–	–	–	–	Enokipilze
–	–	–	●	Feldsalat
–	–	–	–	Fenchel
–	–	–	–	Frühlingszwiebeln
○	○	●	–	Gartenkürbis
○	○	○	○	Grünkohl
–	–	–	○	Gurken
●	●	–	–	Kartoffeln
○	○	–	–	Knoblauch
○	○	–	–	Kohlrabi
–	–	–	–	Kopfsalat
○	○	–	–	Lauch

Gemüse & Salate (Forts.)

0	A	B	AB	
○	○	–	○	Löwenzahn
●	–	●	●	Mais
○	○	–	–	Mangold
○	○	○	○	Meerrettich
–	○	○	–	Möhren
–	–	●	●	Mungobohnensprossen
○	○	–	–	Okra (Gumbofrucht)
–	–	●	–	Oliven, grüne
●	●	●	●	Oliven, schwarze
–	–	–	–	Pak-choi (chin. Blätterkohl)
–	●	○	○	Paprikaschoten (gelb und grün)
○	●	○	○	Paprikaschoten (rot)
–	–	–	–	Radicchio
–	–	●	●	Radieschen
–	–	●	●	Rettich

0	A	B	AB	
○	○	–	–	Römischer Salat
●	–	○	–	Rosenkohl
–	–	○	○	Rote Bete
●	●	○	○	Rotkohl
–	–	●	–	Rucola
–	–	–	–	Schalotten
–	–	–	○	Sellerie
●	●	○	●	Shiitakepilze
–	–	–	–	Spargel
○	○	–	–	Spinat
–	–	–	○	Staudensellerie
–	○	–	–	Steckrüben
○	●	○	○	Süßkartoffeln (Bataten)
–	●	●	–	Tomaten
●	●	○	–	Weißkohl
–	–	–	–	Zucchini, gelb oder grün
○	○	–	–	Zwiebeln

Hülsenfrüchte

0	A	B	AB	
○	○	●	●	Adukebohnen
○	○	●	●	Adzukibohnen
○	○	●	●	Augenbohnen
●	○	●	○	Berglinsen
–	–	–	–	Bohnen, dicke (Puff- oder Ackerbohnen)
–	○	–	–	Bohnen, grüne
–	–	–	○	Bohnen, rote
–	○	●	–	Bohnen, schwarze
–	–	–	–	Bohnen, weiße
–	–	–	–	Cannellinibohnen
–	–	–	–	Erbsen, grüne

0	A	B	AB	
–	–	–	–	Keniabohnen
–	●	●	●	Kichererbsen
●	●	○	●	Kidneybohnen
–	●	○	●	Limabohnen
●	○	●	–	Linsen, grüne (z. B. Puy-Linse)
●	○	●	–	Linsen, rote
–	○	–	–	Palbohnen
○	○	●	○	Pintobohnen
–	–	–	–	Prinzessbohnen
–	○	○	○	Sojabohnen, rote
–	○	–	–	Spargelbohne
–	–	–	–	Zuckererbsen

Früchte & Exoten

0	A	B	AB	
–	○	○	○	Ananas
–	–	–	–	Äpfel
–	○	–	–	Aprikosen
–	●	○	●	Bananen
–	–	–	–	Birnen
–	○	–	–	Blaubeeren
–	○	–	–	Boysenbeeren
●	○	–	–	Brombeeren
–	–	–	–	Datteln
●	–	–	–	Erdbeeren
○	○	–	○	Feigen (frisch und getrocknet)
–	–	●	●	Granatäpfel
–	○	–	○	Grapefruits
–	–	●	●	Guaven
–	–	–	–	Himbeeren
–	–	–	–	Holunderbeeren
●	●	–	–	Honigmelonen
–	–	–	–	Johannisbeeren (schwarz und rot)
–	●	–	–	Kantalupmelonen
–	–	●	●	Karambole (Sternfrucht)

0	A	B	AB	
–	○	–	○	Kirschen
–	–	–	○	Kiwis
–	–	–	–	Kumquats
–	–	–	–	Limetten
●	–	–	–	Litschis (Lychees)
●	●	–	–	Mandarinen
–	●	–	●	Mangos
–	–	–	–	Nektarinen
●	●	–	●	Orangen
–	●	○	–	Papayas
–	–	–	–	Pfirsiche
○	○	○	○	Pflaumen
○	○	○	–	Pflaumen, getrocknet
–	○	○	○	Preiselbeeren
–	●	●	●	Rhabarber
–	○	–	–	Rosinen
–	–	–	○	Stachelbeeren
–	–	–	–	Wassermelonen
–	–	○	○	Weintrauben
–	○	–	○	Zitronen
○	○	○	○	Zwetschgen

Getreide, Brot & Teigwaren

0	A	B	AB	
–	○	●	–	Amaranth
–	–	–	○	Basmati-Reis
–	–	●	●	Buchweizenmehl
●	–	●	–	Bulgur
●	–	●	●	Cornflakes
●	–	●	–	Couscous
–	–	–	–	Dinkelbrot
–	–	–	–	Dinkelmehl

0	A	B	AB	
–	○	○	○	Essener Brot (aus gekeimtem Weizen)
–	–	●	–	Gerstenmehl
–	–	–	–	Glutenfreies Brot
●	–	–	–	Grahambrot
●	–	○	○	Haferflocken
●	–	○	○	Haferkleie
●	–	–	–	Haferkleie-Muffins
●	–	○	○	Hafermehl

Getreide, Brot & Teigwaren (Forts.)

0	A	B	AB	
●	●	–	–	Hartweizenmehl
–	–	○	○	Hirsebrot
–	○	●	●	Kascha (gekochter Buchweizen)
–	–	●	○	Knäckebrot
●	–	●	●	Maismehl
●	●	●	○	Mehrkornbrot
–	–	–	○	Naturreis
●	●	–	–	Pasta aus Hartweizengrieß
●	●	–	–	Pumpernickel
–	–	–	–	Quinoa
–	–	–	○	Reis, weißer
–	–	●	○	Reis, wilder
–	–	○	○	Reiskleie
–	○	○	○	Reismehl
–	○	○	○	Reiswaffeln
–	–	●	○	Roggenbrot
–	○	●	○	Roggenmehl
–	○	–	○	Sojabrot
●	●	●	–	Vollkornweizenmehl
●	●	●	–	Weizenflocken
●	●	●	–	Weizenkeime
●	●	●	–	Weizenkleie
●	–	–	–	Weizenmehl (Type 405)
●	–	●	○	Weizenmehl mit Keimlingen
●	●	●	–	Weizenschrot
●	●	●	–	Weizenvollkornbrot

Milchprodukte & Käse

0	A	B	AB	
●	●	–	●	Brie
●	●	–	●	Buttermilch
●	●	–	●	Camembert
●	●	–	–	Cheddar
●	●	–	–	Edamer
●	●	●	●	Edelpilzkäse
●	●	–	–	Emmentaler
●	●	–	–	Frischkäse (Doppelrahmstufe)
●	●	–	–	Gouda
●	●	–	–	Gruyère/ Greyerzer
●	●	○	○	Hüttenkäse
●	●	–	–	Jarlsberg
●	–	○	○	Jogurt
●	–	○	○	Kefir
●	●	○	–	Magermilch
●	●	–	–	Molke
–	–	○	○	Mozzarella
●	●	–	–	Münster
●	●	–	–	Neufchâtel
●	●	–	●	Parmesan
●	●	–	●	Provolone
●	–	○	○	Ricotta
–	–	○	○	Schafskäse (Feta)
●	–	●	●	Schmelzkäse
–	○	–	–	Sojakäse/-quark (Tofu)
–	○	–	–	Sojamilch
●	●	–	●	Sorbet
●	●	●	●	Speiseeis
●	●	–	●	Vollmilch
–	–	○	○	Ziegenkäse
●	–	○	○	Ziegenmilch

Öle & Fette

0	A	B	AB	
–	●	–	–	Butter
–	–	–	–	Dorschleberöl (Lebertran)
●	●	●	–	Erdnussöl
●	●	●	●	Färberdistelöl
●	●	●	●	Kokosfett
○	○	–	–	Leinsamenöl
●	●	●	●	Maiskeimöl
○	○	○	○	Olivenöl
–	–	●	–	Rapsöl
–	●	●	●	Sesamöl

Nüsse & Samen

0	A	B	AB	
●	●	●	–	Cashewnüsse
●	○	●	○	Erdnussbutter
●	○	●	○	Erdnüsse
–	–	○	○	Esskastanien (Maronen)
–	–	●	●	Haselnüsse
●	●	●	●	Kokosnüsse
○	○	●	●	Kürbiskerne
–	–	–	–	Macadamianüsse
–	–	–	–	Mandelmus
–	–	–	–	Mandeln
●	–	●	●	Mohnsamen
●	●	–	–	Paranüsse
–	–	–	–	Pekannüsse
–	–	●	–	Pinienkerne
●	●	●	–	Pistazien
–	–	●	●	Sesampaste (Tahini)
–	–	●	●	Sesamsamen
–	–	●	●	Sonnenblumenkerne
○	–	–	○	Walnüsse

Frucht- & Gemüsesäfte

0	A	B	AB	
○	○	○	–	Ananassaft
●	–	–	–	Apfelmost
●	–	–	–	Apfelsaft
–	○	–	–	Aprikosensaft
–	○	–	–	Grapefruitsaft
–	–	–	–	Gurkensaft
○	○	–	○	Kirschsaft (aus Herzkirschen)
●	–	○	○	Kohlsaft
–	○	–	–	Möhrensaft
●	●	–	●	Orangensaft
–	●	○	○	Papayasaft
○	○	–	–	Pflaumensaft
–	–	○	○	Preiselbeersaft
–	○	–	○	Selleriesaft
–	●	●	–	Tomatensaft
–	–	○	○	Traubensaft
–	○	–	–	Zitronensaft mit Wasser

0	A	B	AB	Kräuter & Gewürze
–	–	–	–	Agar-Agar (Geliermittel)
–	–	–	–	Ahornsirup
–	–	–	●	Anis
●	●	–	●	Apfelessig
●	●	–	●	Balsamico-Essig
–	–	–	–	Basilikum
–	–	–	–	Bergamotte
–	–	–	–	Bohnenkraut
○	●	○	–	Cayennepfeffer
○	–	○	○	Curry
–	–	–	–	Dill
–	–	–	–	Estragon
–	●	●	●	Gelatine
–	○	●	●	Gerstenmalz
–	–	–	–	Gewürznelken
–	–	–	–	Honig
○	○	○	○	Ingwer
–	–	–	–	Kakao
●	●	–	●	Kapern
–	–	–	–	Kardamom
–	–	–	–	Kerbel
–	○	–	○	Knoblauch
–	–	–	–	Koriander
–	–	–	–	Kreuzkümmel
○	–	–	–	Kurkuma
–	–	–	–	Lorbeerblätter
●	–	●	●	Maissirup
●	–	●	●	Maisstärke
–	●	–	–	Majonäse (leicht)
–	–	–	–	Majoran
–	–	○	○	Meerrettich
–	○	–	–	Melasse (Zuckersirup)
–	–	–	–	Minze, grüne
–	○	–	○	Miso (Sojapaste)
●	–	–	●	Mixed Pickles (süß und sauer)
●	–	–	–	Muskatnuss
–	–	–	–	Paprikapulver
○	–	○	○	Petersilie
●	●	●	●	Pfeffer (schwarz und weiß)
–	●	–	●	Pfeffer (rot)
–	–	–	–	Pfefferminze
–	–	–	–	Pfeilwurzelstärke
–	–	–	–	Piment
●	–	–	●	Relish
–	–	–	–	Rosmarin
●	●	–	●	Rotweinessig
–	–	–	–	Safran
–	–	–	–	Salatdressing (leicht)
–	–	–	–	Salbei
–	–	–	–	Salz
–	–	–	–	Schnittlauch
–	–	–	–	Schokolade
–	○	–	–	Senf
–	–	–	–	Senfpulver
–	○	–	–	Sojasauce
–	○	–	–	Tamari
–	–	–	–	Tapioka
–	–	–	–	Thymian
●	●	●	●	Tomatenketschup
●	–	–	–	Vanille
–	–	–	–	Weinstein
●	●	–	●	Weißweinessig
–	●	–	●	Worcester-Sauce
●	–	●	–	Zimt
–	–	–	–	Zucker (weiß und braun)

Tees, Kräutertees & andere Getränke

0	A	B	AB	
●	○	–	○	Alfalfa
●	○	●	●	Aloe
●	●	–	–	Ampfer, krauser
–	○	–	–	Baldrian
–	●	–	–	Bier
●	○	–	○	Bohnenkaffee, auch koffeinfrei
●	●	●	●	Colagetränke
–	–	–	–	Eisenkraut
●	–	●	●	Enzian
●	–	–	○	Erdbeerblatt
●	●	●	●	Diätlimonaden
○	○	○	○	Hagebutte
–	–	●	●	Helmkraut
–	–	○	–	Himbeerblatt
●	–	●	●	Hirtentäschel
–	–	–	–	Holunder
○	–	●	●	Hopfen
●	–	●	●	Huflattich
○	○	○	○	Ingwer
●	○	–	–	Johanniskraut
–	○	–	○	Kamille
–	●	–	–	Katzenminze
●	○	–	○	Klette, große
–	–	●	●	Königskerze
●	●	●	●	Limonaden

0	A	B	AB	
○	–	●	●	Lindenblüten
○	–	–	–	Löwenzahn
●	●	●	●	Maisgriffel
○	–	–	–	Maulbeere
–	–	–	–	Minze, grüne
○	–	○	–	Petersilie
○	–	○	–	Pfefferminze
●	●	●	●	Rhabarber
●	●	●	●	Rotklee
–	○	–	–	Rotwein
–	–	○	–	Salbei
–	–	–	–	Schafgarbe
●	–	●	●	Sennesblätter
●	○	–	○	Sonnenhut (Echinacea)
●	●	●	●	Spirituosen
–	–	–	○	Süßholzwurzel
–	○	○	○	Tee, grüner
●	●	–	●	Tee, schwarzer
–	–	–	–	Thymian
○	–	–	–	Vogelmiere
○	○	○	–	Wasser
–	–	–	–	Weißbirke
–	○	–	○	Weißdorn
–	–	–	–	Weißeichenrinde
–	–	–	–	Weißwein

Verzeichnis der Rezepte

Die Autorin

Helga Lederer ist bekannte Autorin und Food-Journalistin. Sie hat schon zahlreiche Kochbücher publiziert.

Wichtiger Hinweis

Die im Buch veröffentlichten Ratschläge und Rezepte wurden mit größter Sorgfalt von Verfasserin und Verlag erarbeitet und geprüft. Eine Garantie kann jedoch nicht übernommen werden. Ebenso ist eine Haftung der Verfasserin bzw. des Verlages und seiner Beauftragten für Personen-, Sach- oder Vermögensschäden ausgeschlossen.

Bildnachweis

Umschlagfoto: VCL/Bavaria Bildagentur
Food-Fotos: Gerhard Poggenpohl, Sigmarszell
Fotos: S. 2 von VCL Bavaria, S. 8 von Hans Reinhard

Impressum

Midena Verlag, München

Lektorat: Carina Janßen
Redaktion: Dr. Judith Schuler, Wasserburg
Herstellung: Marion Kraus
Umschlagkonzeption: Kontrapunkt, Kopenhagen
Innenlayout: Peter Engel, Grünwald
Satz: KL-Grafik, München
Reproduktion: Mayr Reprotechnik GmbH, Donauwörth
Printed in Germany

ISBN 3-310-00642-5